María del Pilar Díaz Martínez

Manejo del dolor en fisioterapia mediante punción seca

María del Pilar Díaz Martínez

Manejo del dolor en fisioterapia mediante punción seca

Miembro inferior

Editorial Académica Española

Imprint
Any brand names and product names mentioned in this book are subject to trademark, brand or patent protection and are trademarks or registered trademarks of their respective holders. The use of brand names, product names, common names, trade names, product descriptions etc. even without a particular marking in this work is in no way to be construed to mean that such names may be regarded as unrestricted in respect of trademark and brand protection legislation and could thus be used by anyone.

Cover image: www.ingimage.com

Publisher:
Editorial Académica Española
is a trademark of
Dodo Books Indian Ocean Ltd. and OmniScriptum S.R.L publishing group

120 High Road, East Finchley, London, N2 9ED, United Kingdom
Str. Armeneasca 28/1, office 1, Chisinau MD-2012, Republic of Moldova, Europe
Printed at: see last page
ISBN: 978-613-9-43418-3

ÍNDICE

1. INTRODUCCIÓN A LA PUNCIÓN SECA (PS).

La punción seca (PS) es una técnica terapéutica que se ha ganado un lugar destacado en el ámbito de la fisioterapia, pero su aplicación requiere un profundo conocimiento anatómico y precauciones específicas para garantizar la seguridad del paciente (1, 2).

En primer lugar, es fundamental considerar los riesgos asociados a esta técnica. La punción seca, si no se realiza correctamente, puede conllevar complicaciones como neumotórax, lesiones en vasos sanguíneos, nervios o incluso en órganos internos. Por lo tanto, es esencial que el fisioterapeuta tenga un dominio claro de la anatomía humana, especialmente de las estructuras que se deben evitar durante la punción (3, 4).

Entre las estructuras a evitar se encuentran la pleura y los pulmones, ya que una punción profunda en estas áreas podría causar un neumotórax. También es crucial estar alerta a la presencia de vasos sanguíneos, evitando punciones en venas, y a las lesiones nerviosas, que pueden provocar un dolor eléctrico al contacto con la aguja. Si se siente esta sensación, se debe reubicar inmediatamente la aguja para evitar daños. Además, se debe tener cuidado con los órganos internos, como el riñón, y las articulaciones, donde una punción inapropiada podría resultar en complicaciones serias (5, 6).

La efectividad de la punción seca depende en gran medida de un diagnóstico preciso de los puntos gatillo miofasciales. La evidencia respalda su uso en diversas afecciones musculoesqueléticas, lo que la convierte en una herramienta valiosa para tratar condiciones como el dolor miofascial, el dolor de hombro asociado a hemiparesia o impingement, el dolor lumbar y cervical crónico, así como las cefaleas y migrañas. También se utiliza en casos de síndromes de atrapamiento nervioso, como el túnel carpiano, y en el tratamiento de tendinopatías y fascitis plantar. Sin embargo, la punción seca no está exenta de precauciones. Uno de los efectos más comunes es el dolor, que puede ser intenso, pero generalmente es temporal. Es fundamental seguir las técnicas adecuadas para manejar las agujas, ya que existe el riesgo de que estas se doblen o rompan durante el procedimiento. El neumotórax, aunque raro, es una preocupación importante; por ello, se debe evitar la punción profunda en el tórax (7, 8).

Las lesiones vasculares son otro riesgo a considerar. Por ello, el conocimiento de la anatomía vascular es vital para prevenir hemorragias. En caso de sangrado, se debe aplicar presión inmediatamente. Las lesiones nerviosas y viscerales también son preocupaciones significativas. Por esta razón, es esencial estar familiarizado con la anatomía de los nervios periféricos y centrales, así como con la ubicación de los órganos internos, para evitar daños. El riesgo de infecciones también debe ser tomado en cuenta. Es crucial seguir estrictos protocolos de asepsia, utilizando agujas estériles y asegurando un manejo adecuado de los desechos. Además, se pueden presentar reacciones vegetativas como el síncope vasovagal, que son comunes. Para prevenir desmayos, es recomendable realizar la punción mientras el paciente se encuentra en decúbito (9, 10, 11).

La PS es un procedimiento invasivo utilizado en fisioterapia para tratar el dolor y disfunción muscular, pero conlleva ciertos riesgos que requieren una evaluación cuidadosa del paciente. Existen contraindicaciones absolutas, como la fobia a las agujas, el rechazo del paciente, la incapacidad para dar consentimiento, emergencias médicas y áreas con linfedema. También se identifican contraindicaciones relativas, como la tendencia a hemorragias, compromisos del sistema inmunitario, enfermedades vasculares, diabetes y embarazo. Es crucial que el clínico realice un análisis detallado antes de proceder. Además, deben tenerse en cuenta precauciones especiales para grupos vulnerables, como niños y pacientes con condiciones como epilepsia o ansiedad (12, 13).

La seguridad en la práctica de la PS es fundamental. Se clasifican los procedimientos en punción seca superficial (PSS) y punción seca de puntos gatillo (PSPG), cada una con sus propios riesgos. Los efectos adversos pueden ir desde hematomas y dolor local hasta complicaciones más graves, aunque estas son poco frecuentes. A pesar de que la literatura aún no ha explorado exhaustivamente estos riesgos, la experiencia clínica indica que la mayoría de los efectos adversos son leves y reversibles. Para prevenir infecciones, la higiene de manos es esencial. Los profesionales deben seguir directrices de prevención que abordan la cadena de infección, que incluye el agente infeccioso, el reservorio, la puerta de salida y la entrada, así como el huésped susceptible. Las medidas de higiene incluyen lavarse las manos con jabón adecuado, el uso de guantes y la preparación del sitio de punción. La elección de productos para la higiene de manos debe considerar su potencial irritante para la piel. Los guantes son obligatorios para prevenir el contacto con fluidos corporales, y se debe tener cuidado al manejarlos para evitar lesiones por punción. En caso de un accidente, se debe lavar la herida inmediatamente y buscar atención médica (14, 15, 16, 17, 18).

Durante el procedimiento, la comunicación efectiva con el paciente es clave. Las molestias post-tratamiento son comunes, y es vital informar al paciente sobre ellas para reducir la ansiedad. Si el paciente experimenta dolor agudo o cualquier síntoma preocupante, el clínico debe actuar de inmediato, retirando la aguja y aplicando las medidas necesarias (19).

2. MÉTODOS DE LA PS.

La punción seca (PS) es un método utilizado para tratar los puntos gatillo miofasciales (PGM) y se clasifica en varias modalidades, dependiendo de factores como la herramienta utilizada, la profundidad de la inserción de la aguja y el enfoque terapéutico del profesional. Las principales categorías son la punción seca superficial (PSS) y la punción seca profunda (PSP) (20, 21, 22).

En la PSS, como la técnica de Peter Baldry, la aguja se inserta en los tejidos subcutáneos sin alcanzar el PGM, y su efectividad se basa en la reducción del dolor y la hiperalgesia asociada. Otra técnica en esta categoría es la punción subcutánea de Fu, que moviliza la aguja en el tejido subcutáneo a distancia del PGM. En ambas, la duración de la inserción y la estimulación pueden ajustarse según la respuesta del paciente. Por otro lado, la PSP se enfoca en los PGM y utiliza técnicas como la de entrada y salida rápidas de Hong, que busca provocar respuestas de espasmo local al insertar y retirar la aguja rápidamente. Otra técnica, la estimulación intramuscular de Gunn, trata el dolor crónico mediante la manipulación rápida de la aguja para liberar endorfinas y aliviar el dolor. La electropunción seca, que utiliza corriente eléctrica, también se destaca por sus mecanismos propuestos que inducen contracciones musculares, facilitando la eliminación de sustancias que sensibilizan el dolor (23, 24, 25).

Ambas modalidades de punción seca, la PSS y la PSP, tienen distintos mecanismos de acción. En la PSS, la estimulación de las fibras nerviosas A-beta ayuda a bloquear la transmisión del dolor, mientras que la PSP induce un "lavado" de sustancias que perpetúan el dolor y mejora el pH en el área del PGM, lo que puede normalizar su función. Además, se ha observado que la PSP mejora la oxigenación y el flujo sanguíneo, lo que contrarresta la hIpoxia típica de los PGM. La PS también impacta en el tejido conjuntivo y la fascia muscular. Las agujas utilizadas son finas, lo que permite una interacción específica con el tejido. Al rotar la aguja, se crea un "ovillo" de colágeno que genera estiramiento en las capas subcutáneas e intermusculares. Esto provoca respuestas viscoelásticas en el tejido, lo que puede llevar a la relajación y reorganización del colágeno (26, 27, 28, 29).

La fascia, compuesta por tejido conectivo laxo y denso, juega un papel crucial en el dolor miofascial. Las restricciones en la fascia, especialmente en el perimisio, pueden contribuir a la formación de bandas tensas que generan dolor. Aunque hay una conexión clara entre la fascia y los PGM, la investigación sobre cómo la punción seca afecta estas estructuras es limitada. Existe una necesidad urgente de estudios que exploren estas interacciones para comprender mejor el dolor miofascial y optimizar las intervenciones terapéuticas (30, 31, 32, 33).

3. PROTOCOLO PARA UNA APLICACIÓN PRÁCTICA CORRECTA EN LA PS.

La punción seca es una técnica que requiere una atención cuidadosa y metódica para garantizar su eficacia y seguridad. El proceso comienza con la recopilación de la historia clínica, donde el fisioterapeuta recoge información detallada sobre los antecedentes médicos del paciente, los síntomas actuales y realiza una evaluación física minuciosa. Esto permite identificar adecuadamente los puntos gatillo y elegir la intervención adecuada (34, 35).

Una vez recopilada la información, el siguiente paso es informar al paciente sobre el tratamiento propuesto. Esto incluye explicar la técnica de punción seca, sus beneficios y posibles riesgos. Es fundamental que el paciente comprenda el procedimiento y firme un consentimiento informado, lo que no solo protege al fisioterapeuta, sino que también establece una relación de confianza. La higiene es otro aspecto crítico. Antes de iniciar la punción, el fisioterapeuta debe lavarse las manos y desinfectar la piel del paciente para evitar infecciones. Además, la correcta colocación del paciente en una posición cómoda es esencial para facilitar el acceso a la zona a tratar y asegurar que el procedimiento se realice con eficacia. Antes de realizar la punción, se debe confirmar el diagnóstico y la localización del punto gatillo muscular (PGM). Este paso es vital para que el tratamiento sea específico y efectivo. Durante la ejecución de la punción, es importante que el fisioterapeuta actúe con destreza y mantenga una comunicación constante con el paciente, ajustando la técnica según su comodidad (36, 37, 38)

Una vez finalizada la punción, se deben seguir ciertos cuidados post-procedimiento. Esto incluye técnicas de hemostasia para controlar cualquier sangrado y ofrecer instrucciones sobre el cuidado de la zona tratada. Programar un seguimiento es fundamental para evaluar la eficacia del tratamiento y abordar posibles efectos secundarios (39, 40) .

La punción seca se utiliza para tratar el síndrome de dolor miofascial, que involucra la liberación de acetilcolina y la formación de puntos gatillo. Aunque su objetivo es aliviar el dolor, la técnica puede causar lesiones en las fibras musculares y nerviosas. Las agujas utilizadas son más grandes que las propias fibras musculares, lo que provoca laceraciones (41, 42).

La lesión muscular inicia un proceso inflamatorio que activa células inmunitarias encargadas de limpiar los desechos celulares y promover la regeneración. A medida que las células satélite se activan y se convierten en mioblastos, comienzan a reparar la fibra muscular dañada, un proceso que puede tardar alrededor de siete días. Además, la punción seca puede causar daño en los axones, lo que lleva a la degeneración del segmento distal. Sin embargo, la respuesta inflamatoria ayuda en la eliminación de los desechos y favorece el crecimiento axonal para restablecer la función. Aunque pueden surgir complicaciones, estudios muestran que, en general, la regeneración muscular y la reinervación se producen de manera efectiva, lo que demuestra el potencial reparador de la técnica (43, 44).

4. LOS PUNTOS GATILLO NO MIOFASCIALES (PGNM).

La punción seca (PS) es una técnica terapéutica que consiste en insertar agujas a través de la piel sin administrar medicamentos, utilizada principalmente para tratar los puntos gatillo no miofasciales (PGNM). Estos puntos se identifican como áreas dolorosas que no corresponden a los puntos gatillo miofasciales (PGM) y pueden incluir zonas de unión del tendón, vainas, fascias, y tejidos subcutáneos (45).

Los PGNM pueden ser provocados por espasmos locales derivados de la activación de un PGM. Hong los define como focos de sensibilización donde los nociceptores se encuentran hiperestimulados, lo que permite que la PS produzca alivio del dolor, incluso utilizando puntos de acupuntura. La acupuntura tradicional china es una de las primeras técnicas aplicadas a los PGNM, y se pueden utilizar otras técnicas, como la PS con inserciones rápidas múltiples, que busca desensibilizar nociceptores, o la PS para liberación de tejidos blandos, que alivia la tensión en los músculos y tejidos (46, 47).

Los mecanismos que explican el alivio del dolor mediante PS incluyen la activación del sistema inhibidor del dolor, la interrupción del ciclo del PGM y la estimulación de nociceptores, lo que interrumpe la señal de dolor. Para aplicar la PS de manera efectiva, es importante elegir adecuadamente el tipo de aguja y seguir una técnica de inserción precisa. Tras el procedimiento, se debe aplicar compresión en el área tratada para minimizar el dolor (48, 49).

Las técnicas más destacadas son la entrada y salida rápidas con rotación, ideal para pacientes con fibromialgia, y la PS para la liberación de tejidos blandos, que utiliza cánulas para inyectar sustancias que facilitan la liberación de adherencias en los tejidos. Estas metodologías permiten tratar eficazmente los PGNM, logrando un alivio significativo del dolor y la liberación de tensiones en tendones y ligamentos (50).

5. CLASIFICACIÓN Y PS EN LOS PGM DE LA DIFERENTE MUSCULATURA.

5.1. PS para musculatura del tórax.

5.1.1. Serrato anterior.

- Localización de PG: Suelen encontrarse entre las costillas quinta y sexta. También pueden localizarse en la línea media de las fibras del músculo, en su cara ventral, y en el borde vertebral de la escápula. Este músculo es fundamental para la función del hombro y, por tanto, los PGM en él pueden afectar a la movilidad y provocar dolor (51, 52).
- El dolor referido por los PGM del serrato anterior se manifiesta frecuentemente en el tórax, donde se sitúan los PGM. También se puede encontrar medial al ángulo inferior de la escápula. En casos menos comunes, el dolor puede extenderse hacia la cara medial del brazo, llegando hasta la muñeca y la mano. El dolor puede ser persistente y presentar escasa variación con los cambios posturales. Aunque el serrato anterior no es un músculo inspiratorio primario, los PGM en él pueden estar relacionados con dificultades respiratorias y dolor torácico asociado a infartos de miocardio, en combinación con el pectoral mayor (51, 52).
- Síntomas asociados: Dolor opresivo en el pecho, a menudo acompañado de ansiedad en el paciente y debilidad y alteración en el patrón de activación muscular, especialmente en actividades que requieren elevación del brazo (51, 52).
- Mecanismos de activación (51, 52):
  - Mecanismos Directos:
    - Sobrecarga crónica: Actividades que implican mantener los brazos elevados o realizar movimientos repetitivos, como en trabajos manuales o ciertos deportes.
    - Ejercicios intensos: Actividades como flexiones, que pueden resultar en sobrecarga.
  - Mecanismos Indirectos:
    - Disfunciones articulares: Problemas en la articulación del hombro (glenohumeral, esternoclavicular, acromioclavicular) pueden contribuir a la debilidad del serrato anterior.
    - Columna Cervical: Alteraciones en la columna cervical pueden provocar un retardo en la activación del serrato anterior, lo que puede aumentar la carga en las estructuras cervical y torácica.

- Radiculopatía: la compresión de nervios periféricos puede activar los PGM.
  - Otros músculos, como los escalenos, el iliocostal torácico y el diafragma, pueden influir en la activación de los PGM del serrato anterior.
- PS (51, 52):
  - Posición del Paciente: Colocarse en decúbito lateral, con el lado afectado arriba.
  - Localización del PGM:
    - Colocar el brazo del paciente en extensión, lo que provoca aducción de la escápula, permitiendo que las fibras laterales del serrato anterior queden más accesibles.
    - Flexionar el codo a aproximadamente 90 grados y apoyar la mano en la crestilla ilíaca.
    - Palpar transversalmente para localizar el PGM, que suele estar en la línea axilar media, sobre las costillas quinta y sexta.
  - Aguja: Utilizar una aguja de 0,25 mm x 25 mm, evitando agujas más largas que puedan alcanzar el pulmón.
  - Técnica de Punción:
    - Fijar la banda tensa con dos dedos, dejando el PGM entre ellos.
    - Deslizar los dedos por encima o por debajo de la banda tensa para abrir espacio.
    - Insertar la aguja tangencialmente al tórax.
- Peligros y precauciones: El riesgo de neumotórax aunque es poco probable que la técnica alcance el pulmón, se debe tener precaución para evitar complicaciones como el neumotórax (51, 52).

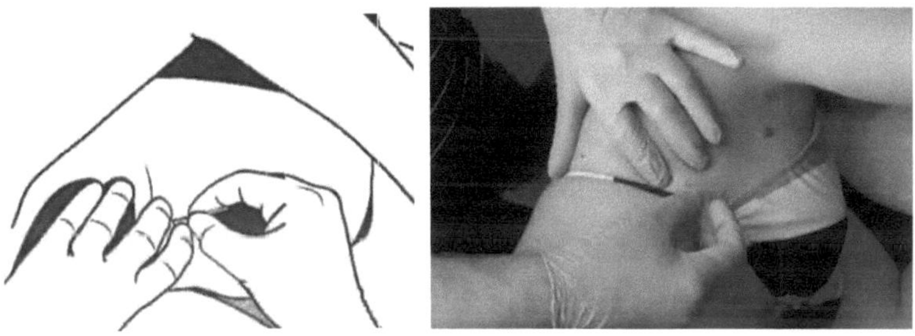

Figura 1. PS en PGM del serrato anterior (53, 54).

5.1.2. Serrato postero-superior.

- Localización y características de los PGM: Los puntos gatillo miofasciales del músculo serrato posterosuperior suelen localizarse en la parte central del músculo, justo medial al borde vertebral del ángulo superior de la escápula. Según Simons et al., se pueden identificar PGM en la inserción costal del músculo, representando entidades de inserción (entesopatías). Se señala las inserciones a nivel de la cuarta costilla como causantes de lo que denomina síndrome escápulocostal (55, 56).
- Patrón de dolor referido: El patrón de dolor referido suele coincidir con la zona medial al ángulo superior de la escápula, acompañándose de dolor en la zona posterior del hombro y el brazo, siendo más intenso en el hombro y el codo. El dolor puede extenderse al lado cubital del antebrazo y de la mano, lo que lleva a que el paciente sea diagnosticado frecuentemente con cervicobraquialgia o radiculopatía cervical. También puede presentarse dolor en la región pectoral, proyectándose hacia adelante desde el ángulo superior de la escápula, atravesando el pulmón. A veces, los PGM pueden causar síntomas de cuello doloroso y rígido, con dificultad para la rotación homolateral. Esta reacción, aunque inusual, puede explicarse por la función propioceptiva del músculo, que posee una alta densidad de husos musculares (55, 56).
- Clínica: Dolor persistente profundo en la parte superior de la escápula, con escasa variabilidad. Dolor asociado a lo largo de la extremidad superior (55, 56).
- Mecanismos de activación: La activación de los PGM del serrato posterosuperior puede ocurrir directamente debido a episodios de tos prolongada y problemas respiratorios que sobrecargan la musculatura inspiratoria accesoria, así como por posturas y actividades que impliquen el uso del miembro superior, donde la escápula ejerce presión sobre el músculo. Estos PGM pueden coexistir con los de otros músculos, como el trapecio medio, los romboides, el iliocostal torácico, el elevador de la escápula o los escalenos, y pueden ser activados indirectamente por estos músculos al referir dolor en su zona (55, 56).
- Músculos relacionados: Escalenos, romboides, trapecio medio, iliocostal, elevador de la escápula (55, 56).
- PS (55, 56):
  - Técnica de punción: El paciente se coloca en decúbito prono con la mano del lado afectado detrás de la espalda, lo que permite una

rotación interna del húmero y una anteriorización del hombro. Esto ayuda a separar el borde interno de la escápula, desplazando el ángulo superior hacia arriba y afuera, estirando ligeramente los músculos trapecio y romboides que cubren el serrato. Para localizar los PGM, se realiza una palpación profunda contra las costillas en la zona, donde a menudo se pueden detectar bandas tensas. La dirección de las fibras del serrato posterosuperior y los romboides es oblicua, a diferencia del trapecio, que presenta una dirección más horizontal. Para distinguir entre ambos, primero se identifica la banda tensa con el brazo del paciente a lo largo del cuerpo. Al pedir al paciente que coloque la mano detrás de la espalda, se desplazan las fibras de los romboides, lo que ayuda a identificar si la banda corresponde al serrato posterosuperior.

- Posición: Decúbito prono con la mano detrás de la espalda.
- Medida de la aguja: 0,25 mm x 25 mm.
- Precauciones: Evitar neumotórax. En caso de identificar el PGM, se fija la banda con dos dedos, y la aguja se inserta medial al dedo que fija el PGM, tratando de atravesarlo con un enfoque tangencial al tórax para evitar alcanzar el pulmón. En la mayoría de los casos, se recomienda utilizar una aguja de 0,25 mm x 25 mm.

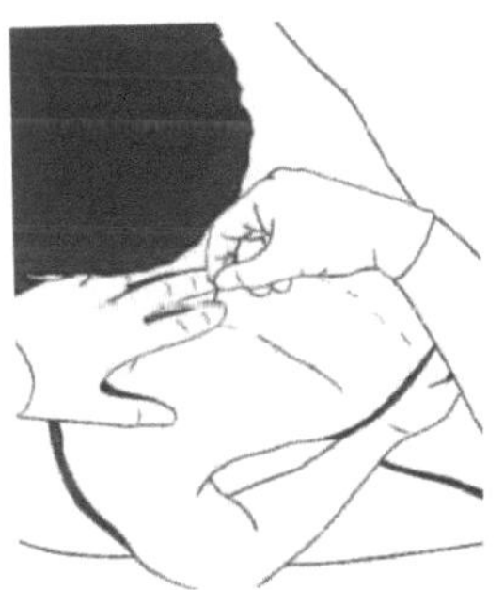
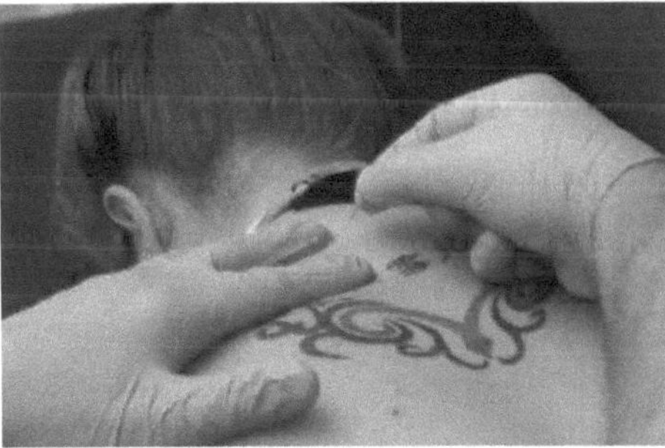

Figura 2. PS en PGM para serrato postero-superior (53, 54).

- Peligros y precauciones: El principal riesgo durante este procedimiento es el neumotórax, por lo que es crucial tener cuidado al realizar la punción en el área afectada.

5.1.3. Serrato posterior-inferior.

- Localización y características de los PGM del serrato posteroinferior: Se pueden encontrar en la zona toracolumbar, por fuera del iliocostal, encima de las últimas costillas. Este músculo es menos conocido, y la literatura que describe su posible sintomatología es bastante limitada (51, 52, 55, 56).
- Patrón de dolor referido: El patrón de dolor referido se sitúa justo encima del músculo, normalmente sumándose a un patrón compuesto que incluye otros músculos y estructuras, presentándose a menudo en cuadros de lumbalgia. Los PGM del serrato posteroinferior suelen coexistir con PGM del erector de la columna. Cuando este músculo es la fuente de dolor, el paciente tiende a describir un dolor punzante, poco intenso, pero molesto y persistente, con ligera variabilidad mecánica, sin cambios significativos durante la inspiración o la espiración forzada. Este cuadro puede presentarse después de haber tratado otras causas de dolor, cuando el paciente ha logrado una mejoría, pero todavía experimenta dolor residual (51, 52, 55, 56).
- Clínica (51, 52, 55, 56):
  - Dolor: punzante, con ligera variabilidad mecánica.
  - Dolor residual: persiste después de tratar otras causas de lumbalgia.
- Músculos relacionados: Longísimo torácico, iliocostal torácico y dorsal ancho (51, 52, 55, 56).
- PS (51, 52, 55, 56):
  - Técnica de punción: El paciente debe colocarse en decúbito prono. Una vez localizada la charnela toracolumbar, se busca la banda tensa y el PGM, palpando oblicuamente por fuera del iliocostal y contra la base firme de las últimas costillas. Las fibras del dorsal ancho en este nivel tienen una dirección oblicua, más vertical, mientras que la dirección del iliocostal es marcadamente vertical. Se recomienda usar una aguja de 0,25 mm x 25 mm en la mayoría de los pacientes, evitando agujas más largas que podrían aumentar el riesgo de neumotórax.
  - Para realizar la punción:
    - Localización: Fijar la banda tensa con dos dedos situados a ambos lados del PGM, intentando localizarla sobre la costilla.

- Dirección de la aguja: Dado que las fibras están en relación oblicua con las costillas, es probable que las yemas de los dedos que sostienen la banda queden en los espacios intercostales, reduciendo el riesgo de neumotórax.
- Técnica de inserción: Para mayor seguridad, los dedos deben deslizarse por debajo de la banda, lo que permitirá introducir la aguja lo más tangencial posible al tórax.

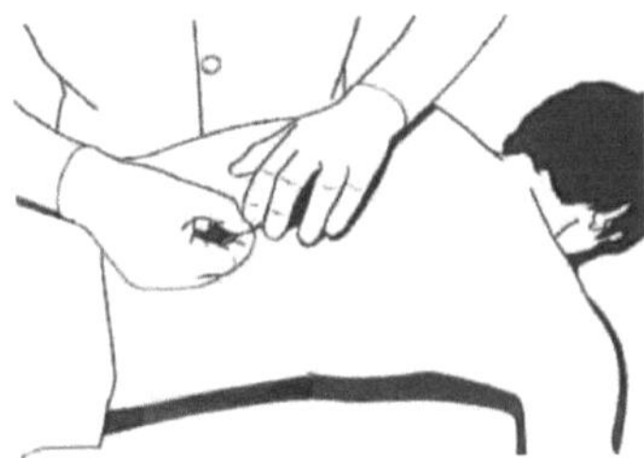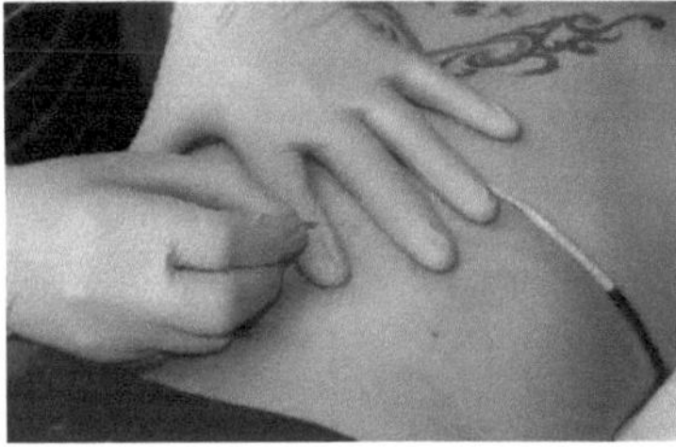

Figura 3. PS en PGM para serrato posterior-inferior (53, 54).

- Peligros y precauciones: Riesgo de neumotórax, la principal preocupación es evitar que la aguja llegue al pulmón durante la punción (51, 52, 55, 56).

5.1.4. Pectoral Mayor.

Los puntos gatillo miofasciales (PGM) en el pectoral mayor se distribuyen en varias zonas, y cada una de estas áreas se asocia con patrones específicos de dolor referido. A continuación, se describen las diferentes divisiones del músculo y sus implicaciones clínicas (57, 58).

- Localización y patrones de dolor (57, 58):
  - Porción clavicular:
    - Dolor referido: Principalmente en la cara anterior del hombro, aunque puede referir dolor local.
    - Descripción: Los PGM de esta porción suelen situarse en la parte superior del músculo.
  - División esternocostal:
    - Localización de los PGM: Generalmente se encuentran en la parte central de sus fibras.
    - Dolor referido: Puede incluir dolor que se extiende por la parte anterior del tórax y por debajo del epicóndilo medial en el antebrazo, afectando el borde medial del brazo y de la mano.

- Fibras inferiores (División abdominal):
  - Dolor referido: Puede causar molestias en la mama e hipersensibilidad en el pezón, especialmente en mujeres. La presión sobre el pezón o el roce con la ropa puede resultar molesto.
  - Relación con arritmias: Se ha descrito un PGM relacionado con arritmias cardíacas somatoviscerales, localizado en el espacio intercostal entre la quinta y sexta costilla.
- PGM Insercionales parasternales:
  - Dolor local: A menudo se refiere al esternón sin cruzar la línea media.

- Implicaciones clínicas: Los PGM del pectoral mayor pueden acortarse, contribuyendo a la activación de PGM en la musculatura interescapular (romboides y trapecio medio), lo que puede provocar dolor en esta región. Existe una asociación entre los PGM del pectoral mayor y el síndrome cruzado superior, así como cefaleas cervicogénicas. La activación de los PGM puede estar relacionada con el acortamiento del músculo, lo que puede generar tensión y dificultar la corrección postural. Actividades que implican el uso excesivo del pectoral mayor, como trabajos manuales y deportes que requieren movimiento intenso del hombro, pueden ser mecanismos directos de activación (57, 58).
- Dolor precordial: El dolor precordial y la irradiación hacia el brazo de los PGM en los músculos pectorales pueden confundirse con el dolor anginoso, especialmente si el dolor es constante y se acompaña de una sensación de constricción en el tórax. Esto destaca la importancia de un diagnóstico preciso, ya que la activación de estos PGM podría contribuir a la persistencia del dolor después de un episodio de infarto agudo de miocardio (57, 58).
- Consideraciones postoperatorias: Los PGM del pectoral mayor también pueden verse implicados en el dolor postoperatorio tras una mastectomía, causando malestar en el uso de sujetadores y el roce de la ropa. Los autores han encontrado que estos PGM son frecuentemente implicados en el hombro congelado, donde pueden ocasionar dolor y alteraciones en la movilidad (57, 58).
- Clínica (57, 58):
  - Síntomas: Acortamiento y alteraciones biomecánicas; dolor intermitente o persistente en la cara anterior del hombro, el tórax, la

cara Interna del miembro superior, e hipersensibilidad mamaria y del pezón.

- Activación de PGM: Puede ocurrir por mantener una postura de hombros hacia adelante, debilidad muscular o inmovilización.

- PS (57, 58):
  - Técnica:
    - Posición del paciente: El paciente debe colocarse en decúbito supino.
    - Localización de PGM: Se solicita al paciente realizar abducción en el plano de la escápula a 90° para hacer visible el pectoral mayor. Los PGM centrales se localizan mediante palpación en pinza.
    - Palpación: Para facilitar la palpación, se puede pedir al paciente que coloque la mano del lado a tratar sobre el abdomen, separando ligeramente el húmero.
    - Punción: Una vez localizado el PGM, se dirige la aguja dentro de la pinza hacia él, con las precauciones habituales para evitar la punción accidental del pulmón. Se utiliza una aguja de 50 mm en la mayoría de los procedimientos.
  - PGM clavicular: Para la punción de los PGM de la porción clavicular, el fisioterapeuta debe localizar la banda tensa usando palpación plana. La punción se realiza con una aguja de 0,25 mm x 25 mm, dirigiéndola hacia el PGM en dirección craneal y lateral.

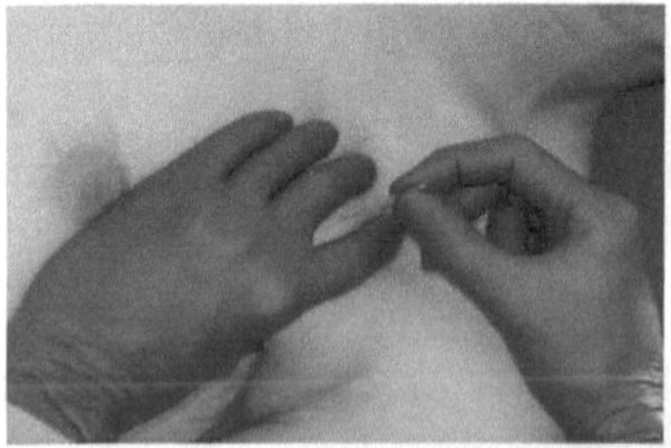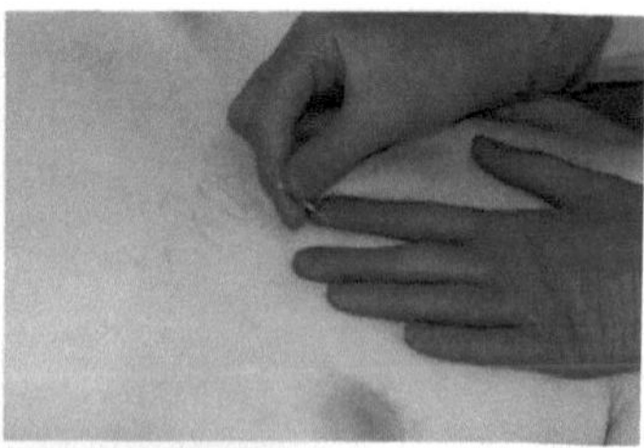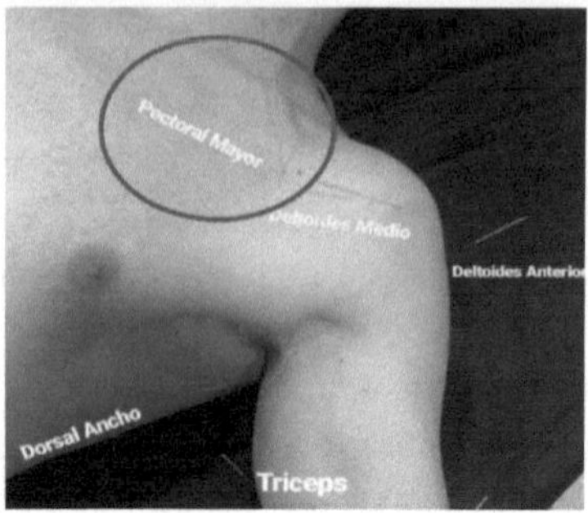

Figura 4. PS en PGM para pectoral mayoral con palpación plana (53, 54).

- Peligros y precauciones (57, 58):
  - Neumotórax: La principal complicación a evitar es el neumotórax. Es crucial estar atento a la anatomía y técnica para prevenir la punción del pulmón.
  - Precauciones en pacientes con prótesis mamarias: Se debe tener especial cuidado en pacientes con prótesis mamarias, evitando la punción en zonas cercanas si no se puede identificar claramente la ubicación del implante.

5.1.5. Pectoral menor.

- Puntos gatillo y dolor referido: El pectoral menor es un músculo que puede generar dolor referido principalmente en la cara anterior del hombro. Sin embargo, también puede provocar molestias en toda la región pectoral homolateral y extenderse hacia el lado interno del brazo hasta los dedos, especialmente los últimos. El dolor originado en el pectoral menor puede imitar un dolor cardíaco, conocido como pseudoangina de pecho. Debido a esta posible confusión, es fundamental descartar causas viscerales, como una angina de pecho real u otras patologías viscerales, antes de proceder con tratamientos dirigidos a los puntos gatillo miofasciales (PGM) de la musculatura pectoral. El acortamiento del pectoral menor, común en la presencia de puntos gatillo, puede alterar la posición y movimiento de la escápula. Un aumento en la tensión de este músculo puede inclinar la escápula hacia adelante y rotarla hacia abajo, afectando los movimientos de elevación del brazo y contribuyendo a problemas como el síndrome de impactación subacromial. Este acortamiento también puede impactar el plexo braquial, causando síntomas neurológicos o vasculares, especialmente durante la elevación sostenida del brazo. Esto se conoce como síndrome del desfiladero torácico, donde el pectoral menor puede comprimir el paquete neurovascular, generando dolor y síntomas relacionados con el atrapamiento nervioso y vascular (59, 60).

- Los PGM del pectoral menor pueden activarse por diversas causas, incluyendo (59, 60):
  - Acortamiento prolongado debido a malas posturas.
  - Traumatismos directos, sobreuso en actividades de empuje, o uso prolongado de muletas.
  - Compresión directa, como la provocada por la correa de una mochila.
  - Los músculos relacionados que pueden activar indirectamente los PGM del pectoral menor incluyen los escalenos, el pectoral mayor, el trapecio inferior, y el músculo cardíaco (relación viscerosomática).

- Técnica de PS: El paciente debe colocarse en decúbito supino, con la mano homolateral sobre el abdomen para relajar el pectoral mayor y facilitar la palpación del pectoral menor. La técnica más segura para la punción es mediante la sujeción en pinza del músculo, evitando el riesgo de dañar el pulmón o estructuras neurovasculares subyacentes (59, 60).

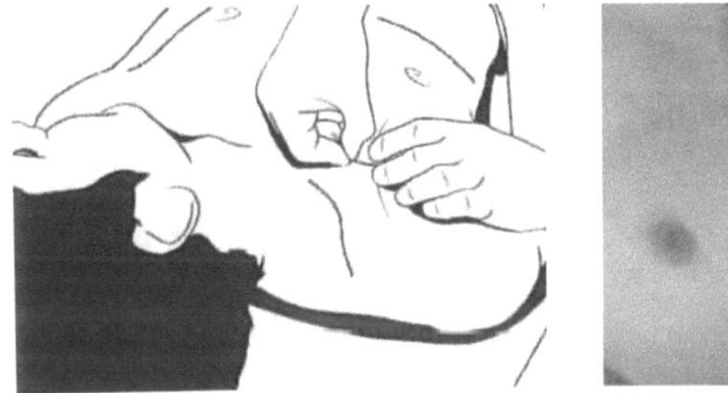
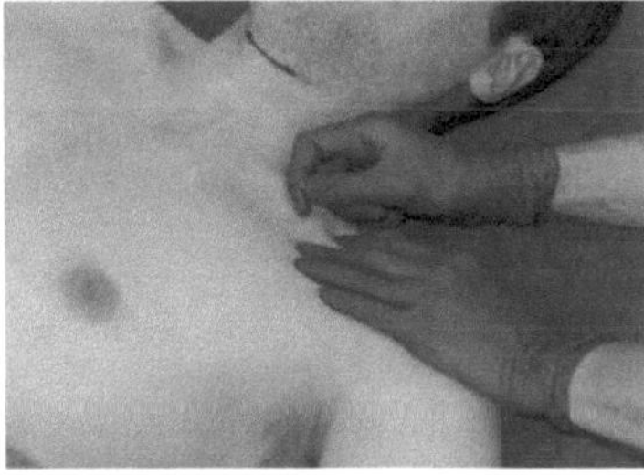

Figura 5. PS en PGM para pectoral menor con palpación en pinza (53, 54).

- Peligros y precauciones: El mayor riesgo de la punción seca en el pectoral menor es el desarrollo de un neumotórax si la aguja penetra el pulmón. También existe la posibilidad de lesionar el plexo braquial o los vasos axilares, por lo que es crucial realizar la punción con cuidado y hacer una hemostasia adecuada para evitar sangrados. Es esencial evitar la punción en pacientes con prótesis mamarias si no se puede delimitar claramente la posición del implante (59, 60).

5.1.6. Subclavio.

- Puntos gatillo y dolor referido: El músculo subclavio es un pequeño músculo ubicado debajo de la clavícula, que puede presentar puntos gatillo miofasciales (PGM) a lo largo de todo su recorrido, aunque la localización más común se encuentra en la parte lateral del tercio medial de la clavícula. El dolor referido por los PGM del subclavio puede sentirse debajo de la clavícula y en la cara anterior del brazo, irradiando hacia el lado radial del antebrazo y la mano, e incluso en la cara anterior del hombro. Este músculo puede contribuir al síndrome del desfiladero torácico, ya que el aumento de tensión o el engrosamiento del subclavio pueden reducir el espacio costoclavicular, provocando compresión neurovascular que afecta tanto los vasos subclavios como el plexo braquial. Esto puede generar síntomas neurológicos y vasculares en el brazo (59, 60, 61).
- Clínica (59, 60, 61):
  - Dolor local debajo de la clavícula.
  - Dolor irradiado hacia la cara anterior del brazo, borde radial del antebrazo y la mano.
  - Posibles síntomas neurológicos o vasculares por compresión de los vasos subclavios y del plexo braquial.
- Músculos relacionados: Escalenos y pectorales (59, 60, 61).
- Técnica de PS: El paciente se coloca en decúbito supino, mientras el terapeuta se sitúa en una posición craneal. La palpación profunda se realiza por debajo de la clavícula para localizar un punto sensible, usualmente en el tercio medial del músculo. La punción debe realizarse con una aguja de 0,25 mm x 25 mm, insertándola por debajo de la clavícula en dirección craneal hasta contactar con el hueso. Luego, se retira ligeramente la aguja y se reorienta buscando pasar por el espacio subclavio entre la clavícula y las costillas. Para aumentar este espacio y alejar el músculo del tórax, se puede colocar una cuña o toalla doblada debajo del hombro, lo que también reduce el riesgo de neumotórax (59, 60, 61).

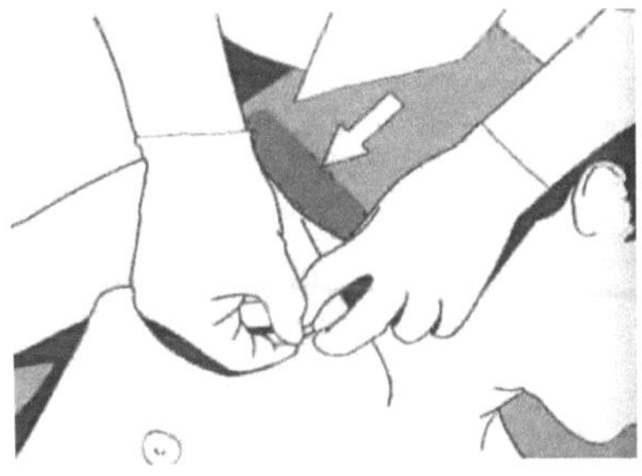 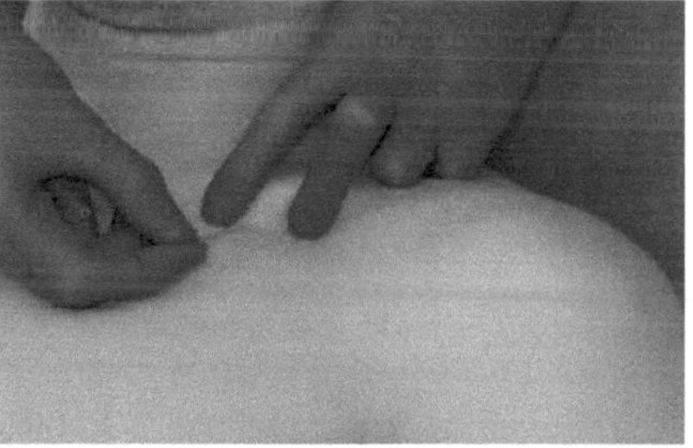

Figura 6. PS en PGM para subclavio (53, 54).

- Peligros y precauciones: Debido a la proximidad del plexo braquial, la arteria y la vena subclavias, es importante realizar las primeras inserciones de la aguja con cautela. El paciente debe describir si siente una sensación eléctrica, lo que indicaría contacto con un nervio, o el dolor característico de haber alcanzado el PGM. Tras la punción, se debe comprimir el área para evitar sangrado si se ha tocado un vaso sanguíneo. Es esencial seguir la línea de la clavícula para minimizar el riesgo de neumotórax y prestar especial atención a posibles efectos vasculares, dada la cercanía de los grandes vasos (59, 60, 61).

5.1.7. Longísimo torácico.

- Puntos gatillo y dolor referido: El músculo longísimo torácico puede presentar puntos gatillo miofasciales (PGM) a lo largo de todo su trayecto, desde las fibras lumbares más bajas hasta la parte más alta del tórax, donde se solapan con las fibras del longísimo cervical y longísimo de la cabeza. Los síntomas de dolor referido suelen seguir una línea paralela a la columna vertebral, descendiendo caudalmente desde el PGM, a veces irradiando hasta la nalga en los niveles torácicos bajos, siendo una causa frecuente de dolor lumbar o glúteo (62, 63).
- Síntomas y limitaciones funcionales: El dolor en los puntos gatillo del longísimo torácico puede limitar movimientos como girar el tronco (hacia el lado afectado por dolor y hacia el lado opuesto por tirantez), o dificultar inclinaciones hacia adelante. También se manifiesta en posturas que exigen un trabajo continuo de este músculo, como sostener una carga con los brazos extendidos lejos del cuerpo. Ejemplos de estas actividades incluyen fregar el suelo o trabajos manuales sobre una mesa baja, donde se necesita precisión y el peso no se puede alinear con el cuerpo. La postura inadecuada o el uso prolongado de posturas como

estar sentado con las piernas cruzadas, o en asientos bajos, aumentan el estrés sobre los extensores de la columna. Estas posturas pueden activar o perpetuar los PGM, especialmente cuando hay retracción de los músculos pelvitrocantéreos o isquiotibiales. Además, las actividades repetitivas o repentinas con flexión del tronco, junto con traumatismos o accidentes de tráfico, pueden desencadenar la activación bilateral de estos puntos gatillo. Otras causas incluyen asimetrías corporales, como la dismetría de las piernas, o hábitos como sentarse con la cartera en el bolsillo trasero. Estos factores provocan desequilibrios que sobrecargan los músculos erectores de la columna, agravados por la obesidad o el embarazo, que generan mayor carga anterior (62, 63).

- Clínica (62, 63):
  - Dolor lumbar irradiado a la nalga.
  - Dolor torácico asociado con incomodidad postural.
  - Limitación de movimientos del tronco.
- Músculos relacionados: Músculos paravertebrales torácicos y lumbares. Pelvitrocantéreos, iliopsoas, isquiotibiales (62, 63).
- Técnica de PS: Con el paciente en decúbito prono, el fisioterapeuta se sitúa en el lado opuesto al que va a tratar. La palpación se realiza lateral a las apófisis espinosas, buscando la depresión entre estas y la masa muscular formada por el longísimo y el iliocostal. Las primeras fibras palpables son las del músculo espinoso, aunque las del longísimo torácico suelen ser más fáciles de identificar, ya que forman un cordón grueso. Se localizan los PGM mediante una palpación superficial transversal a las fibras, buscando una banda tensa con mayor tensión. Una vez identificado el PGM, se inserta la aguja en dirección medial o medial y ligeramente anterior. La medida de la aguja varía según la conformación del paciente y el nivel de la columna. Comúnmente se utiliza una aguja de 0,25 mm x 25 mm, aunque en pacientes corpulentos puede ser necesario usar una de 0,30 mm x 40 mm. En algunos casos, puede utilizarse un abordaje con el paciente en decúbito lateral, añadiendo flexión al raquis para facilitar la identificación de bandas tensas y la observación de respuestas de espasmo local (62, 63).

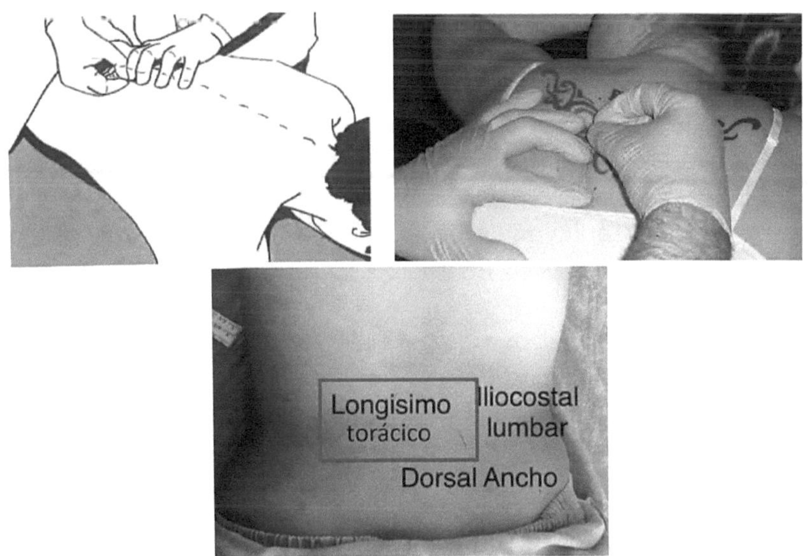

Figura 7. PS en PGM del longísimo torácico (53, 54).

- Peligros y precauciones: Se evita mediante la inserción de la aguja en dirección medial, para no alcanzar el pulmón. En pacientes con escoliosis pronunciada, es necesario ajustar las referencias anatómicas debido a la rotación de la columna y las costillas, para evitar complicaciones (62, 63).

5.1.8. Iliocostal torácico.

- Puntos gatillo: El músculo iliocostal, al igual que el longísimo torácico, está compuesto por múltiples fascículos musculares, lo que permite encontrar puntos gatillo miofasciales (PGM) a lo largo de todo el músculo, desde la porción lumbar hasta la parte alta del tórax. Los PGM de este músculo pueden localizarse en el iliocostal lumbar, torácico o cervical (64, 65).
- Dolor referido: El dolor referido del iliocostal puede manifestarse como una línea que se irradia hacia arriba, hacia abajo o en dirección lateral y anterior. En las regiones torácicas altas y medias, el dolor puede confundirse con problemas viscerales como enfermedades cardíacas o pulmonares, mientras que en la región torácica baja puede imitar el dolor abdominal. Este dolor puede presentarse en dos zonas simultáneas: una en la región dorsolateral de la espalda y otra en la región anterolateral del tórax. El dolor referido de los PGM del iliocostal

también puede limitar los movimientos de la columna, ya sea por dolor a la contracción o por tirantez al estirarse. Además, puede aparecer dolor con la respiración profunda (inspiración o espiración), debido a la función de este músculo en la estabilización de la columna (64, 65).

- Síntomas comunes (64, 65):
  - Dolor al lado de la columna, irradiado craneal, caudal o hacia la parte anterior del tórax y abdomen.
  - Limitación de movimientos del tronco, especialmente la inclinación o rotación.
  - Dolor postural o relacionado con movimientos específicos.
  - Puede simular patología visceral (cardiaca, pulmonar o abdominal).
- Mecanismos de activación: El iliocostal puede activarse por situaciones que sobrecarguen los músculos paravertebrales o posturas incorrectas. Factores como: Posturas mantenidas o incorrectas (sentarse con las piernas cruzadas, en sillas muy bajas, etc.). Movimientos repetitivos o repentinos del tronco, sobre todo en flexión o rotación. Traumatismos, como accidentes de tráfico, que generan fuerzas de aceleración y desaceleración. Desequilibrios de la línea de gravedad (caminar con problemas en las extremidades inferiores, escoliosis). Debilidad de la musculatura profunda de la columna, la obesidad y el embarazo (64, 65).
- Músculos relacionados: Paravertebrales torácicos y lumbares. Pelvitrocantéreos, iliopsoas e isquiotibiales. Serrato anterior y oblicuo externo del abdomen (64, 65).
- Técnica de punción seca: Con el paciente en decúbito prono, el fisioterapeuta se coloca en el lado opuesto al que se va a tratar. Se localiza el PGM mediante la palpación en la depresión lateral a las apófisis espinosas, entre la masa muscular del longísimo y el iliocostal, diferenciando ambos por la textura del músculo. Una vez localizado el PGM, se procede a la punción con una aguja de 0,25 mm x 25 mm en la zona lateral a la banda tensa, introduciéndola en dirección medial, de manera tangencial al tórax (figura 17-22). En casos donde las bandas tensas no se palpan claramente, puede usarse la posición de decúbito lateral con flexión de la columna, lo que facilita la identificación del músculo afectado (64, 65).

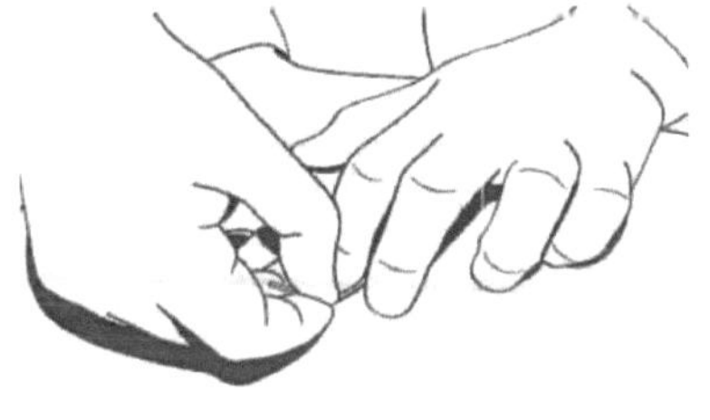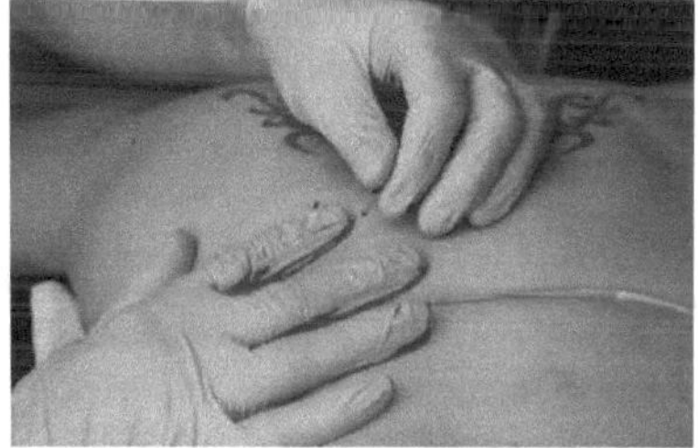

Figura 8. PS en PGM del iliocostal torácico (53, 54).

- Peligros y precauciones: El mayor riesgo durante la punción es la posibilidad de provocar un neumotórax si la aguja penetra el pulmón. Esto puede evitarse siguiendo cuidadosamente las instrucciones de la técnica de punción medial. En pacientes con escoliosis, las referencias anatómicas deben ajustarse, ya que la rotación y la disposición de las costillas y la columna pueden variar (64, 65).

5.1.9. Multífidos torácicos.

- Los puntos gatillo miofasciales (PGM) en la musculatura paravertebral profunda, como los músculos transversoespinosos, pueden encontrarse en cualquier segmento de la columna torácica. El dolor referido de estos puntos se experimenta alrededor de la apófisis espinosa de la vértebra afectada, con dolor central o desplazado ligeramente hacia el lado afectado. En algunos casos, el dolor puede irradiar hacia la pared torácica anterior, dando la sensación de atravesar el pulmón. Esto puede requerir un diagnóstico diferencial con otros músculos que pueden producir un dolor similar, como el iliocostal torácico y el serrato posterosuperior (66, 67).
- Dolor referido: El dolor puede localizarse en la columna vertebral y, en algunos casos, irradiarse hacia el tórax anterior, simulando dolor visceral o torácico profundo. La palpación profunda puede revelar sensibilidad en los multífidos o rotadores, que son componentes de la musculatura transversoespinosa. En el segmento afectado, el dolor puede ser unilateral o bilateral, y se puede notar dolor a la percusión en la apófisis espinosa adyacente, lo que puede ayudar a identificar el músculo afectado (66, 67).
- Síntomas comunes (66, 67):

- Dolor segmentario localizado o irradiado, con hipersensibilidad en el área del PGM.
- Posible atrofia muscular de los multífidos en condiciones crónicas, especialmente en la columna lumbar y torácica.
- Rigidez o dificultad para mover el segmento vertebral afectado.
- Alteraciones motoras y sensoriales, que pueden ser amplificadas por la presencia de PGM y empeorar las disfunciones articulares.

- Los PGM en los músculos transversoespinosos pueden activarse por (66, 67):

  - Disfunciones articulares: Cambios en las cápsulas articulares, ligamentos o discos vertebrales pueden inducir la activación de estos puntos gatillo, particularmente en los rotadores y multífidos.
  - Sobreuso muscular: Posturas mantenidas incorrectas o movimientos repetitivos del tronco pueden activar los PGM en esta musculatura profunda.
  - Radiculopatías: La irritación de raíces nerviosas segmentarias puede aumentar la sensibilidad y la activación de los PGM.
  - Sensibilización segmentaria: Dolor persistente en un segmento vertebral puede conducir a la aparición de puntos gatillo en la musculatura profunda, que a su vez amplifican el dolor.

- Técnica de punción seca: La punción de los PGM de los músculos transversoespinosos se realiza con el paciente en decúbito prono. Aunque las bandas tensas no siempre son evidentes, es posible detectar cambios locales como mayor densidad del tejido subcutáneo, dificultad para movilizar la piel, y la presencia de nódulos palpables en la zona afectada. Estos signos son clave para localizar los PGM. Para su procedimiento una vez localizado el PGM mediante palpación, el fisioterapeuta fija el punto con el dedo sobre la banda tensa. Se introduce una aguja de 0,30 mm x 40 mm a un lado de la apófisis espinosa (aproximadamente 1,5 cm), con una orientación de 15º medial para evitar el pulmón y 15º caudal para evitar el canal medular. La profundidad de la inserción debe ser cuidadosamente controlada. En personas de constitución normal, si no se ha alcanzado la lámina vertebral a los 35 mm, no se debe profundizar más la aguja (66, 67).

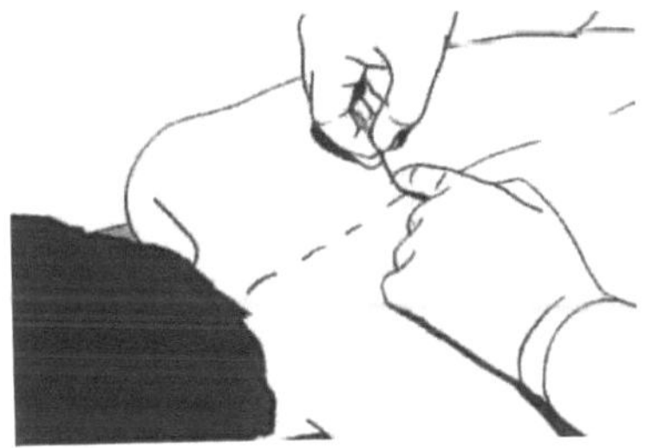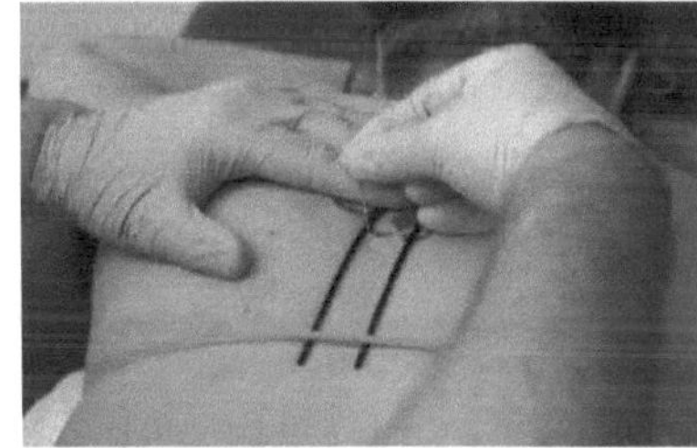

Figura 9. PS para PGM en multífido torácico (53, 54).

- Peligros y precauciones: Existe el riesgo de neumotórax si la aguja penetra el pulmón. Para evitarlo, es crucial seguir la orientación medial y caudal de la punción. En la región torácica, el riesgo de ingresar al canal medular es bajo, siempre y cuando la aguja se oriente correctamente. En pacientes con escoliosis, las referencias anatómicas deben ajustarse, especialmente si hay una rotación significativa de la columna. Debe mantenerse una asepsia rigurosa, ya que la aguja podría contactar con la cápsula de las articulaciones cigapofisarias durante el procedimiento (66, 67).

5.2. PS para región lumbopélvica.

5.2.1. Longísimo lumbar.

- Los puntos gatillo miofasciales (PGM) en el músculo longísimo lumbar pueden encontrarse en diferentes niveles de la columna lumbar, aunque son más comunes alrededor de la vértebra L1. Estos puntos suelen referir dolor hacia la parte posterior de la cresta ilíaca y la articulación sacroilíaca. También pueden irradiar hacia la zona subglútea (cerca de la tuberosidad isquiática) y, en algunos casos, hacia la región lumbar, lo que convierte a este músculo en un contribuyente común de las lumbalgias. El patrón de dolor puede sorprender al paciente, ya que a menudo el PGM se encuentra lejos de la zona que genera el dolor. Este patrón es responsable de dolor lumbar agudo, que limita significativamente la movilidad de la columna vertebral. Además, se asocia con otros músculos cercanos como los glúteos, piriforme, y los isquiotibiales, que también pueden desarrollar PGM debido a la proximidad de las áreas de dolor referido (68).

- Síntomas comunes (68):
  - Dificultad para levantarse desde una posición sentada o desde el decúbito, y para subir escaleras.
  - Movilidad espinal reducida, especialmente al intentar flexionar el tronco hacia adelante.
  - Lumbago agudo que puede implicar dolor irradiado a la zona sacroilíaca y subglútea.
  - Afectación bilateral, que puede limitar los movimientos de la columna de manera significativa.
- Los PGM del longísimo lumbar pueden activarse por varias razones (68):
  - Sobrecarga brusca: Movimientos rápidos o descontrolados de la columna lumbar, como los que ocurren en accidentes automovilísticos o movimientos combinados de flexión y rotación.
  - Sobrecarga crónica: Movimientos repetidos o mantenidos que sobrecargan el músculo, como estar sentado por períodos prolongados en malas posturas.
  - Asimetrías axiales o pélvicas: Diferencias en la longitud de las piernas, disfunciones en el apoyo plantar, o escoliosis pueden predisponer y perpetuar los PGM en este músculo.
  - Disfunciones articulares en la región toracolumbar: Las alteraciones en las articulaciones vertebrales pueden ser una causa indirecta de la activación de los PGM.
- Técnica de punción seca: Con el paciente en decúbito prono o decúbito lateral, se palpa lateral a las apófisis espinosas un surco que contiene los tendones de inserción del longísimo lumbar. Debido a que el longísimo lumbar está cubierto por el iliocostal lumbar, el dorsal ancho y la fascia toracolumbar, su palpación directa es difícil. En los niveles lumbares superiores, donde el iliocostal se encuentra más lateral, es posible identificar mejor la ubicación del longísimo. Para su procedimiento, con el paciente en decúbito lateral sobre el lado sano, se localiza el borde lateral del iliocostal lumbar. Se realiza una punción transversal en dirección lateromedial hacia el longísimo lumbar y su PGM. Se utiliza una aguja de 0,30 mm x 50 mm. También se puede realizar la punción con el paciente en decúbito prono (68).

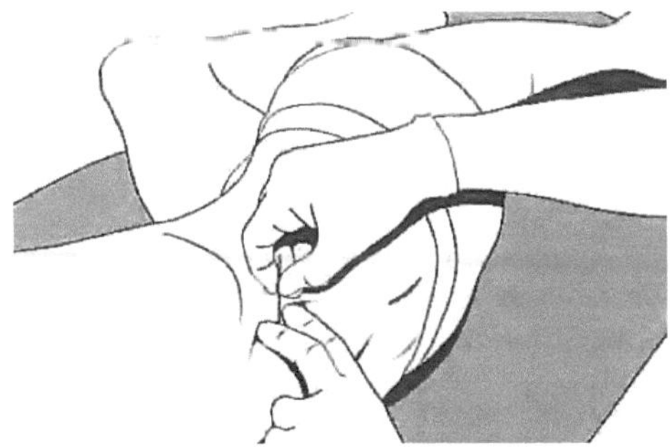

Figura 10. PS en PGM del longísimo lumbar (53).

-   Peligros y precauciones: Por delante del longísimo lumbar se encuentra el cuadrado lumbar, y dependiendo del nivel tratado, se puede encontrar el riñón. Para evitar complicaciones, se debe evitar dirigir la aguja hacia la parte anterior del cuerpo (68).

5.2.2. iliocostal lumbar.

-   Dolor referido: Los puntos gatillo miofasciales (PGM) en el músculo iliocostal lumbar pueden localizarse en cualquier nivel segmentario, generalmente dentro de la zona dolorosa del paciente. Este dolor se irradia en sentido caudal, hacia la nalga (cerca del músculo piriforme y el glúteo mayor), y puede cubrir la articulación sacroilíaca. En algunos casos, el dolor se irradia hacia craneal o hacia el borde costal inferior e incluso puede afectar el hipogastrio o la región inguinal del mismo lado. Cuando el dolor afecta el hipogastrio, puede percibirse como un dolor visceral profundo, lo que puede llevar al paciente a interpretar el malestar como un problema abdominal (68, 69).
-   Síntomas comunes (68, 69):
    *   Dolor al levantarse, subir escaleras o inclinarse hacia adelante, tanto en posición sentada como de pie.
    *   Dolor al respirar profundamente o al toser, debido a la implicación del iliocostal en la estabilización torácica.
    *   Dolor irradiado hacia la nalga y la zona sacroilíaca, con posible expansión hacia el hipogastrio.
-   Mecanismos de activación (68, 69):
    *   El músculo iliocostal lumbar comparte los mismos mecanismos de activación y perpetuación que el longísimo lumbar. Entre estos factores se incluyen:

- Sobrecarga muscular en las extremidades inferiores.
- Asimetría pélvica o axial: Desigualdad en la pelvis o la columna vertebral.
- Alteraciones biomecánicas en el apoyo plantar, que afectan la postura y la marcha.
- Movimientos rápidos o descontrolados que involucran flexión y rotación de la columna lumbar, como en un latigazo cervical o accidentes de tráfico.
- Exposición al frío o fatiga muscular.
- Según la experiencia de los autores, los PGM en este músculo también pueden activarse por infecciones de herpes zóster.

- Técnica de punción seca: El paciente se coloca en decúbito lateral sobre el lado sano o en decúbito prono. Se localiza el PGM y el borde lateral del músculo iliocostal lumbar, que se palpa claramente al desplazar los tejidos de medial a lateral, justo detrás del músculo cuadrado lumbar. La punción se realiza con una aguja de 0,30 mm x 50 mm, de forma similar a la técnica utilizada para el músculo longísimo lumbar (68, 69).

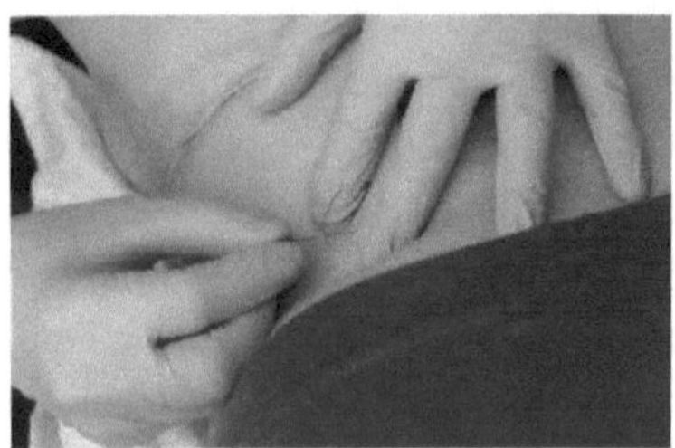
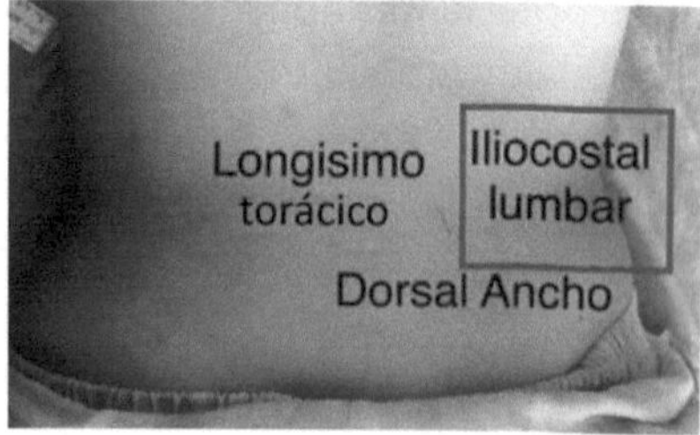

Figura 11. PS en PGM del iliocostal lumbar (53).

- Peligros y precauciones: Los riesgos y precauciones para la punción en el músculo iliocostal lumbar son los mismos que para la porción lumbar del longísimo lumbar, que incluyen la cercanía de estructuras sensibles como los riñones, lo que requiere evitar la dirección anterior de la aguja (68, 69).

5.2.3. Trasversoespinosos lumbares.

- Los puntos gatillo miofasciales (PGM) en los músculos transversoespinosos lumbares (principalmente los multífidos) son difíciles de identificar debido a la ausencia de bandas tensas. El dolor referido de estos PGM suele ser profundo y localizado alrededor del propio punto, con irradiación ocasional al abdomen y áreas como la zona glútea y las caras anterior y posterolateral del muslo en casos de afectación lumbar baja. Esto puede imitar un síndrome facetario lumbar o sacroilíaco, e incluso simular un dolor visceral, especialmente en el abdomen (68, 69, 70).

- Síntomas comunes (68, 69, 70):
  - Dolor profundo y continuo, que los pacientes describen como si fuera de origen óseo.
  - Dolor alrededor de las apófisis espinosas, a menudo acompañado de hiperalgesia cutánea en la piel que recubre la zona.
  - Dolor al toser o al hacer esfuerzos.
  - Sensación de bloqueo o restricción en la movilidad lumbar segmentaria.
  - En los PGM lumbares bajos, el dolor referido puede incluir el muslo y los glúteos.
- Los PGM en los multífidos pueden activarse por varios factores (68, 69, 70):
  - Sedentarismo y posturas prolongadas, como estar sentado por largos periodos, en vuelos o trabajos administrativos.
  - Movimientos bruscos como aceleraciones y desaceleraciones en accidentes, que estiran los multífidos rígidos.
  - Asimetrías axiales, que contribuyen tanto a la activación como a la perpetuación de los PGM en este grupo muscular.
  - Debilidad muscular en los paravertebrales profundos o en el músculo transverso del abdomen, cuya contracción está estrechamente relacionada con los multífidos. La atrofia o infiltración grasa en los multífidos, común en casos de lumbalgia crónica, también se asocia con la presencia de PGM.
- Clínica (68, 69, 70):
  - Dolor alrededor de la apófisis espinosa, con irradiación ocasional al abdomen.
  - Coccix hipersensible y dolor persistente.
  - Dolor óseo, profundo e incapacitante, que puede empeorar al moverse o con esfuerzos.
  - Los PGM en la zona lumbar baja pueden provocar dolor referido al muslo y a los glúteos.
- Técnica de punción seca:

- Posición del paciente: El paciente se coloca en decúbito prono.
- Localización: El PGM se localiza palpando cerca de las apófisis espinosas. La punción se realiza con una aguja de 0,30 mm x 50 mm (o de 0,30 mm x 60 mm si es necesario debido a la constitución del paciente).
- Inserción de la aguja: Se introduce la aguja de forma posteroanterior con una inclinación caudal de 10°-15°, evitando penetrar más de 4.5 cm en personas de constitución normal para evitar tocar la duramadre.

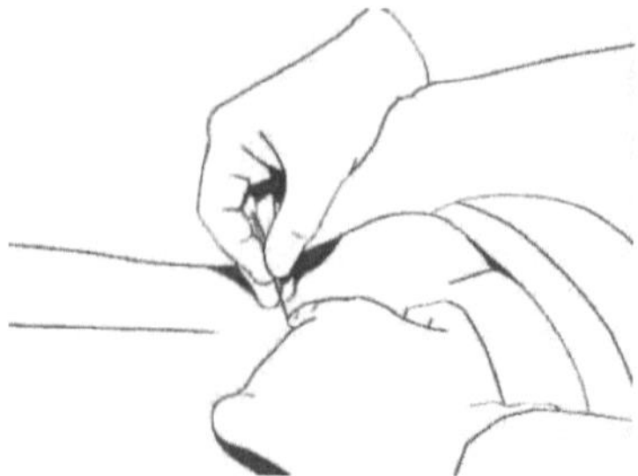

Figura 12. PS en PGM del Trasversoespinoso lumbar (53).

- Peligros y precauciones: Existe el riesgo de contactar con la duramadre o penetrar en el canal medular. Esto se previene siguiendo la técnica adecuada. Se debe tener precaución al insertar la aguja para evitar tocar las articulaciones cigapofisarias lumbares, por lo que se recomienda extremar las medidas de asepsia. La punción está contraindicada en casos de espondilolistesis o espondilólisis, ya que la relajación de los músculos profundos en estos pacientes podría aumentar la inestabilidad vertebral (68, 69, 70).

5.2.4. Cuadrado lumbar.

- Dolor referido: El músculo cuadrado lumbar presenta puntos gatillo miofasciales (PGM) en cuatro zonas principales, las cuales proyectan patrones de dolor característicos según su ubicación (69, 70, 71):
  - Zona 1 (Lateral y craneal): Dolor referido en la región justo debajo de la cresta ilíaca, pudiendo extenderse al cuadrante inferior del abdomen, la ingle y la articulación sacroilíaca (ASI).
  - Zona 2 (Lateral y caudal): El dolor se refiere hacia la zona del trocánter mayor y la cara lateral superior del muslo.

- Zona 3 (Medial y craneal): Dolor hacia la zona de la ASI y, si es bilateral, también hacia la región sacra superior.
- Zona 4 (Medial y caudal): El dolor se proyecta hacia la parte inferior de la nalga. En ocasiones, puede generar un dolor súbito que recorre la cara anterior del muslo hasta la rodilla.

Además, algunos puntos gatillo en el cuadrado lumbar están relacionados con dolor referido en la zona genital (testículos y escroto) debido a la activación de puntos gatillo satélites en el músculo oblicuo externo del abdomen.

- Síntomas comunes: Los pacientes suelen experimentar un dolor profundo y continuo en reposo, que se vuelve muy agudo e intenso con el movimiento, al toser o estornudar. El dolor puede limitar la flexión del tronco y dificultar la rotación e inclinación contralateral (69, 70, 71).
- Otros síntomas incluyen: Necesidad de usar los brazos para levantarse de una silla, dificultades para subir escaleras, dolor incapacitante que puede restringir el movimiento, haciendo que el paciente solo pueda desplazarse a gatas. Posición antiálgica pronunciada, que el paciente puede no notar. El dolor referido puede irradiarse hacia la región glútea, trocánter mayor, y a menudo se asocia con puntos gatillo en el glúteo menor, lo que a veces provoca una seudociática (69, 70, 71).
- Mecanismos de activación (69, 70, 71):
  - Movimientos rápidos o repetitivos, como al levantar peso desde una flexión o inclinación, pueden activar los PGM del cuadrado lumbar.
  - Accidentes de tráfico y movimientos laterales bruscos también son desencadenantes comunes.
  - Discrepancias en la longitud de las extremidades inferiores predisponen a la activación y perpetuación de estos puntos gatillo.
- Músculos relacionados: El cuadrado lumbar trabaja en conjunto con músculos como el glúteo mediano, glúteo menor, iliopsoas, iliocostales torácico y lumbar, oblicuo externo y el dorsal ancho (69, 70, 71).
- Técnica de punción seca (69, 70, 71):
  - Posición: El paciente se coloca en decúbito lateral.
  - Se identifica el espacio entre la cresta ilíaca y la duodécima costilla. Se puede permitir que la pierna superior caiga detrás de la inferior para facilitar el acceso.

- La aguja se introduce perpendicularmente a las fibras musculares, con una longitud de aguja que varía según el tamaño del paciente (por ejemplo, 0,30 mm x 50 mm para personas normales).

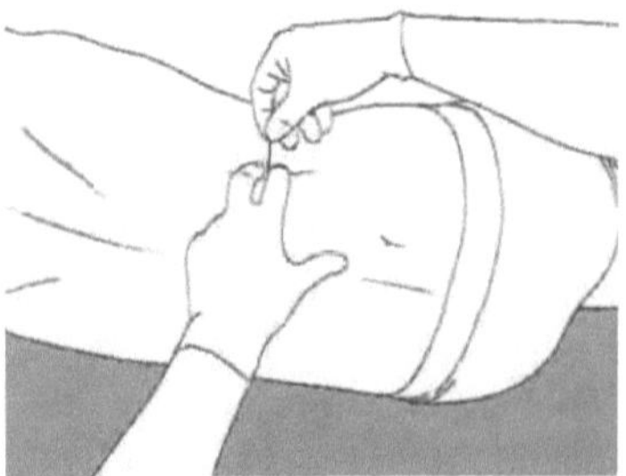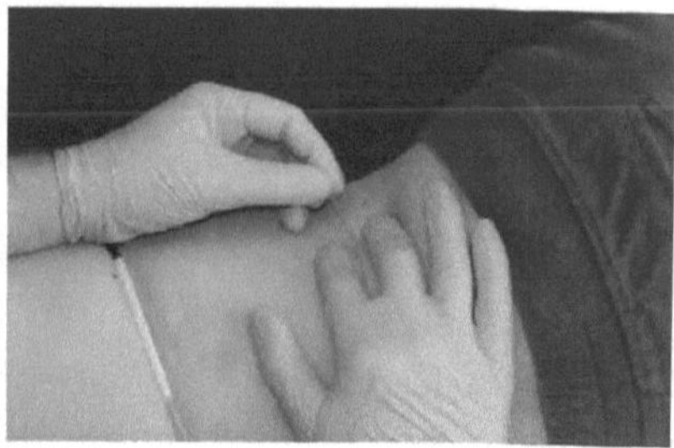

Figura 13. PS en PGM del cuadrado lumbar (53, 54).

- Precauciones y peligros: Es importante evitar la punción del riñón, especialmente en personas delgadas, asegurándose de que la aguja permanezca en el plano seguro de la espalda (69, 70, 71).
- Otros riesgos incluyen: Punción del pulmón al insertar la aguja incorrectamente en la zona superior e irritación de los nervios iliohipogástrico e ilioinguinal, que puede causar sensaciones dolorosas en las áreas inervadas (región glútea, muslo, escroto, pene, etc.) (69, 70, 71).

5.2.5. Iliopsoas.

- Los PGM pueden localizarse tanto en el psoas mayor como en el iliaco, especialmente en la zona del tendón en la región inguinal. En esta última ubicación, el psoas mayor es principalmente tendinoso, por lo que los PGM en esta zona se atribuyen más al músculo iliaco (72, 73).
- El dolor referido del iliopsoas generalmente se proyecta verticalmente a lo largo de la región paravertebral lumbar, extendiéndose hasta la articulación sacroiliaca (ASI) y la parte proximal y medial de la nalga. Puede también incluir la región inguinal y la cara anterosuperior del muslo, siendo este último patrón más característico de los PGM inguinales. Se ha observado que el dolor del iliopsoas puede irradiarse hasta la rodilla, los genitales (escroto o labios) o incluso hasta la región interescapular. En ocasiones, los PGM del psoas menor pueden causar dolor abdominal homolateral, similar a una apendicitis cuando ocurre en el lado derecho (72, 73).

- Síntomas y comportamiento del dolor: Cuando la afectación es unilateral, los pacientes suelen señalar la ubicación del dolor moviendo la mano verticalmente sobre la zona lumbar afectada. En caso de que sea bilateral, esta verticalidad se pierde, mostrando el dolor de manera transversal, como si se tratara de dolor referido del cuadrado lumbar. No es raro que los PGM de ambos músculos se activen de manera concomitante. Los pacientes generalmente empeoran al estar de pie y encuentran alivio al acostarse de lado o al sentarse con las rodillas y caderas flexionadas. Suelen experimentar dolor en la parte anterosuperior del muslo, especialmente durante la contracción hacia la flexión de cadera. Muchos reportan dificultad para incorporarse desde el decúbito supino o desde una silla baja, acompañada de una sensación de rigidez al extender la cadera. Además, los PGM del iliopsoas pueden provocar debilidad muscular y dolor al extender el tronco (72, 73).
- Evaluación clínica en pacientes con síndromes acetabulares, lesiones de labrum o en prótesis de cadera, es recomendable evaluar la presencia de PGM en el iliopsoas (72, 73).
- Síntomas clínicos (72, 73):
  - Dolor lumbar vertical en afectación unilateral o transversal en bilateralidad.
  - Dolor al levantarse de decúbito supino.
  - Alivio en decúbito lateral.
  - Dolor en la cara anterosuperior del muslo.
- Mecanismos de activación de los PGM: Los PGM del iliopsoas pueden activarse directamente por caídas o al permanecer en una posición de acurrucamiento durante períodos prolongados (por ejemplo, al sentarse en una silla baja, conducir, o dormir en posición fetal). También pueden perpetuarse por realizar abdominales incorrectamente, por hiperextensión forzada del tronco y por esfuerzos, especialmente al subir pendientes. Sin embargo, los mecanismos indirectos parecen ser más frecuentes. Estos incluyen la activación de PGM en otros músculos como el iliocostal, cuadrado lumbar, isquiotibiales, recto femoral, entre otros. También pueden estar relacionados con dismetrías axiales, patologías degenerativas de la cadera y disfunciones articulares en la región lumbosacra (72, 73).
- Los músculos relacionados con los PGM del iliopsoas incluyen: Cuadrado lumbar, longísimo torácico, iliocostales torácico y lumbar, glúteos mayor

y mediano, tensor de la fascia lata, pectíneo, vasto intermedio, aductores (72, 73).

- PS (72, 73):

  - Para localizar los PGM del psoas mayor: El paciente se coloca en decúbito supino con la cadera en flexión activa de 90 grados y el abdomen relajado. Se sitúan los dedos aproximadamente en la mitad de una línea imaginaria entre la espina ilíaca anterosuperior (EIAS) y el ombligo, aplicando suave presión hacia posterior y medial. Se profundiza lentamente hasta notar el músculo (una masa cilíndrica, ligeramente oblicua hacia abajo y hacia afuera). Se puede comprobar la palpación pidiendo al paciente que relaje el músculo intermitentemente. Al localizar la zona más sensible, se toma nota de su nivel en relación a la cresta ilíaca para futuras referencias en el tratamiento invasivo.

  - Abordaje para la punción: El paciente se coloca en decúbito lateral sobre el lado sano, con ambas caderas flexionadas a 90 grados. Si los PGM se encuentran a la altura de L4, el abordaje se realiza a 4-4.5 cm lateral respecto a la apófisis espinosa de L4. La punción se realiza con una aguja de 0.30 mm x 75 mm, en dirección posteroanterior con una inclinación medial de unos 45 grados. Para PGM más caudales, a la altura aproximada de L5, se usa una aguja de 75 mm de longitud, excepto en pacientes delgados, donde se recomiendan agujas de 60 mm.

  - Localización de PGM en el Iliaco: Los PGM del iliaco pueden localizarse a cualquier altura del músculo, siendo accesibles a la palpación por debajo del reborde de la cresta ilíaca. El fisioterapeuta palpa el PGM en la cara interna del ilíaco con el paciente en decúbito supino, cadera y rodilla flexionadas. Se introduce la aguja de 0.25 mm x 40 mm cerca de la cresta ilíaca, en dirección oblicua posterior y lateralmente.

  - PGM en la región inguinal: Para palpar y tratar los PGM en la región inguinal, el paciente se coloca en decúbito supino. Se localiza el músculo sartorio, que constituye el borde lateral del triángulo femoral. Medial al sartorio, se encuentra el iliopsoas. Los PGM en esta área pueden ser superficiales y palpables, aunque generalmente están más profundos, requiriendo una aguja larga (0.30 mm x 50 mm) para la punción en dirección anteroposterior, evitando la dirección medial para no dañar el nervio femoral.

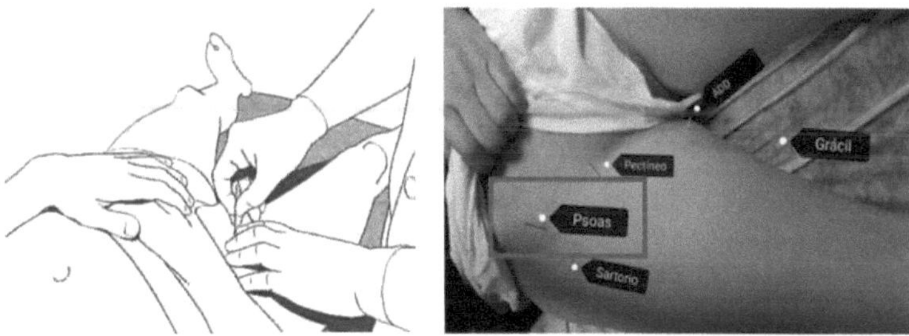

Figura 14. PS en PGM para iliopsoas (53).

- Riesgos y precauciones: La punción en cada localización de PGM del iliopsoas conlleva riesgos. Es importante seguir precauciones para evitar complicaciones (72, 73):
  - Psoas Mayor: Existe el riesgo de dañar el riñón si se introduce la aguja demasiado lateralmente. La punción debe realizarse bajo condiciones de máxima asepsia, especialmente en pacientes con coagulopatías o en tratamiento con anticoagulantes.
  - Ilíaco: Se debe tener cuidado con los nervios cutáneo femoral lateral y los ramos del nervio iliohipogástrico e ilioinguinal, así como evitar penetrar en la cavidad abdominal.
  - Inguinal: Es crucial adoptar medidas para evitar dañar el paquete neurovascular, especialmente el nervio femoral, que está medial al músculo en esta zona.

5.2.6. Glúteo mayor.

- El músculo glúteo mayor se divide en cuatro zonas donde pueden localizarse los PGM (74, 75, 76):
  - Zona 1:
    - Ubicación: Cercana al borde lateral/superior del glúteo mayor.
    - Dolor Referido: Dolor en el propio músculo y áreas cercanas de la nalga.
    - Nota: Esta zona puede solaparse con los músculos glúteos medio y menor, complicando la identificación del músculo causante de la hiperalgesia.
  - Zona 2:

- Ubicación: Inmediatamente adyacente a la zona 1, superpuesta al músculo piriforme.
  - Dolor Referido: Dolor a lo largo de la cara medial del glúteo mayor, la ASI homolateral, pliegue subglúteo y parte proximal del muslo.
- Zona 3:
  - Ubicación: En el pliegue subglúteo, cerca de la tuberosidad isquiática.
  - Dolor Referido: Dolor que se extiende por toda la nalga, la parte inferior del sacro y por debajo de la cresta ilíaca. La presión en este punto puede ser muy dolorosa.
- Zona 4:
  - Ubicación: En el pliegue interglúteo.
  - Dolor Referido: Dolor local que irradia al cóccix, puede causar coccigodinia.
- Los PGM en el glúteo mayor pueden activarse por (74, 75, 76):
  - Sobrecarga aguda excéntrica (caídas o movimientos bruscos).
  - Golpes directos.
  - Marcha prolongada cuesta arriba.
  - Inyecciones intramusculares.
  - Además, factores como nadar a crol, cargar en el bolsillo posterior, tener pie de Morton o posturas de bipedestación con cifosis pueden perpetuar los PGM.
- Los pacientes con PGM en el glúteo mayor pueden presentar síntomas como: Dolor persistente e incomodidad al estar sentados, limitación en la flexión de la cadera, debilidad, dolor que aumenta al subir cuestas, especialmente con flexión anterior o al nadar a crol (74, 75, 76).
- Punción Seca (PS): Posición del paciente en decúbito lateral sobre el lado sano (74, 75, 76):
  - Zona 1, 3 y 4: Pierna superior detrás de la inferior.
  - Zona 2: Cadera de la pierna superior delante de la inferior con una flexión de aproximadamente 80º.
  - Técnicas de Punción:
    - Zona 1: Aguja de 0,30 mm x 75 mm recomendada.
    - Zona 2: Se busca la superposición con el piriforme para punción simultánea.

- **Zona 3:** Uso de una aguja de 0,30 mm x 50 mm, evitando el nervio ciático.
  - **Zona 4:** Palpación en pinza, dirigiendo la aguja hacia el dedo del lado opuesto.

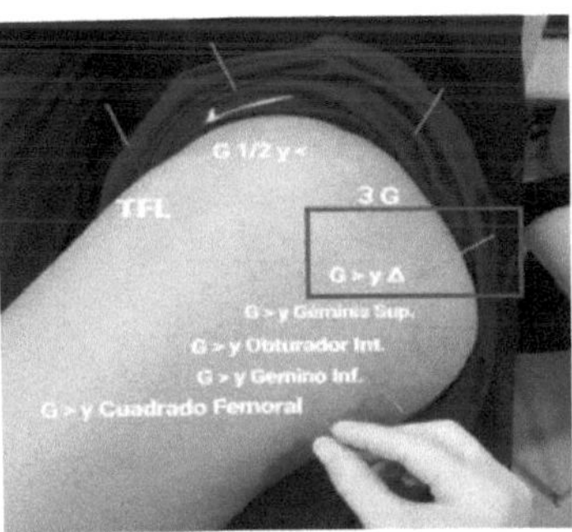
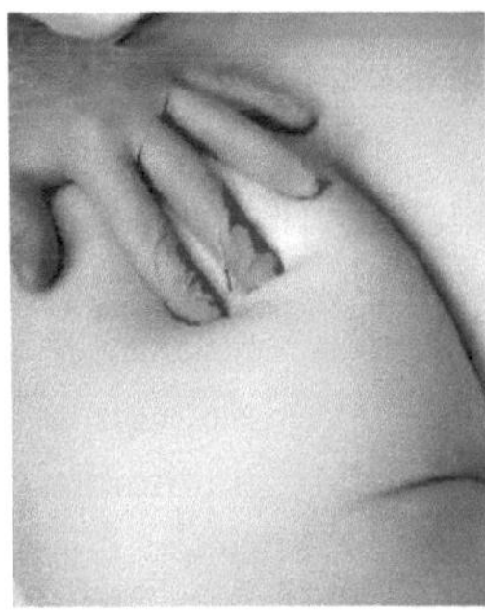

Figura 15. PS en PGM del glúteo mayor.

- Peligros y precauciones: Punción accidental del nervio ciático. Se deben seguir las indicaciones y precauciones mencionadas para evitar complicaciones (74, 75, 76).

5.2.7. Glúteo medio.

- Los PGM del glúteo medio pueden encontrarse en diferentes zonas del músculo (74, 75, 76):
  - Zona central: Puede tener PGM en cualquier parte del músculo, principalmente en la zona central de las fibras.
  - Fibras posteriores: Dolor que se extiende a lo largo de la cresta ilíaca, zona lumbar, mitad del sacro homolateral, ASI y casi toda la nalga.
  - Fibras medias: Se refiere a la parte media del glúteo y a la zona posterior-lateral del muslo, incluyendo el trocánter mayor del fémur.
  - Fibras anteriores: Puede extenderse a lo largo de la cresta ilíaca, parte inferior de la región lumbar y de manera bilateral sobre el sacro.
  - Además, se ha observado que los PGM del glúteo medio pueden simular dolor ciático y que están relacionados con los PGM del glúteo menor, ya que ambos comparten mecanismos de activación y perpetuación.
- Los PGM en el glúteo medio pueden activarse por diversas razones (74, 75, 76):
  - Traumatismos directos: Incluye lesiones por deportes o caídas.

- Sobrecarga crónica: Marcha antálgica, dismetría de miembros inferiores, pie pronado, cambios bruscos de dirección o correr en terrenos irregulares.
- Interacción con otros Músculos: Por ejemplo, los PGM del cuadrado lumbar pueden activar PGM en el glúteo medio debido a su función en la estabilización lateral de la pelvis.

- Los pacientes con PGM en el glúteo medio pueden experimentar síntomas como: Dolor al caminar y en posiciones que compriman el músculo, dificultad para dormir en decúbito lateral del lado afectado o en decúbito supino si los PGM están en las fibras más posteriores. El dolor referido puede confundirse con disfunciones de la ASI, afectando también al glúteo menor en muchos casos (74, 75, 76).

- Punción seca: posición del paciente en decúbito lateral del lado sano, con la pierna inferior en flexión de la cadera y la pierna superior detrás, en ligera aducción. Si la posición es incómoda o reproduce dolor, se puede colocar un apoyo debajo de la rodilla para limitar el estiramiento del músculo. Para la técnica de punción en la localización se utiliza el vértice superior del trocánter mayor, la cresta ilíaca y el borde anterior del glúteo mayor como referencias. Se realiza palpación transversal a la parte media de las fibras. Con respecto a las agujas para las zonas posteriores (cubiertas en parte por el glúteo mayor) y media del glúteo medio, se recomienda una aguja de 0,30 mm x 75 mm. Para la parte anterior, se sugiere usar una aguja de 0,30 mm x 60 mm (74, 75, 76).

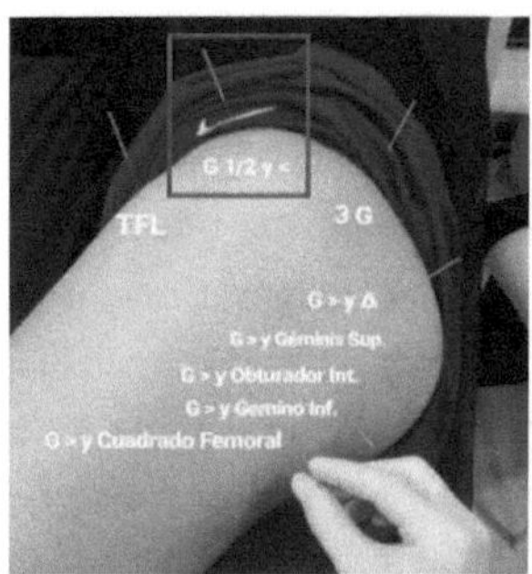

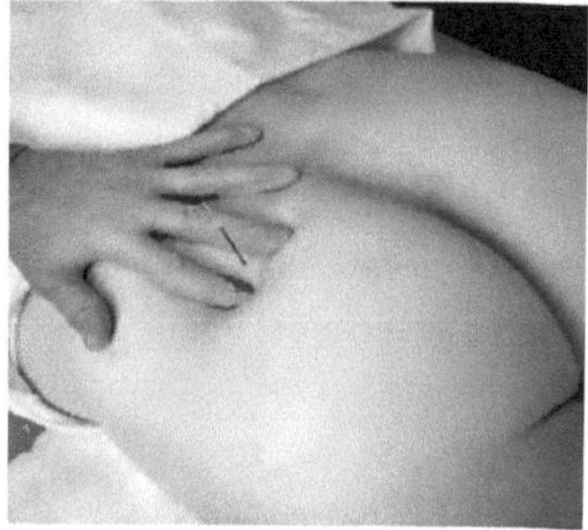

Figura 16. PS en PGM del glúteo medio (54).

- Peligros y precauciones: Entre los glúteos medio y menor pasan ramas del paquete neurovascular glúteo superior, lo que aumenta el riesgo de complicaciones durante la punción. Seguir estrictamente las normas para la punción en áreas cercanas a nervios, como se describe en el capítulo correspondiente (74, 75, 76).

5.2.8. Glúteo menor.

- Los PGM del glúteo menor están situados en la parte profunda de la región glútea y su dolor referido puede percibirse en la nalga y en gran parte del miembro inferior. Los patrones de dolor se dividen según las porciones anterior y posterior del músculo (74, 75, 76):
  - Fibras anteriores: Dolor referido inferolateral de la nalga, cara externa del muslo, rodilla y región peronea de la pierna, hasta el tobillo. En raras ocasiones, puede alcanzar el dorso del pie.
  - Fibras posteriores: Dolor referido inferomedia de la nalga, cara posterior del muslo, pantorrilla y, a veces, la parte posterior de la rodilla.
- Los PGM del glúteo menor pueden causar síntomas como (74, 75, 76):
  - Síndromes seudorradiculares:
    - Fibras Anteriores: Simulan una radiculopatía L5.
    - Fibras Posteriores: Pueden imitar una radiculopatía S1.
  - Síntomas adicionales:
    - Dolor intenso y persistente, que puede ser constante y agudo.
    - Dificultad para caminar, cojera, y dolor que interfiere con el sueño (especialmente al estar en decúbito lateral o sentado).
    - Dificultades para incorporarse después de estar sentado.
- Los PGM del glúteo menor pueden activarse por varios factores (74, 75, 76):
  - Sobrecarga: Brusca (por caídas), repetitiva (caminar en terreno irregular, marcha antálgica, actividades deportivas), crónica (dismetrias de miembros inferiores).
  - Otras Causas: Disfunciones de la ASI, inyecciones intramusculares, irritación radicular, inmovilidad prolongada (conducción o bipedestación), inclinación de la pelvis por sentarse sobre una superficie dura, interacción con otros músculos, como el cuadrado lumbar y otros músculos relacionados.
- Punción seca (74, 75, 76):
  - Técnica de Punción: La técnica es similar a la del glúteo medio. Se requiere una buena localización de los PGM para realizar la punción adecuadamente.

- Precauciones: La punción en el glúteo menor está contraindicada en casos de alteraciones de la coagulación. Se puede presentar una sensación transitoria de debilidad y pesadez en el miembro afectado tras la punción, que puede causar cojera durante varias horas.

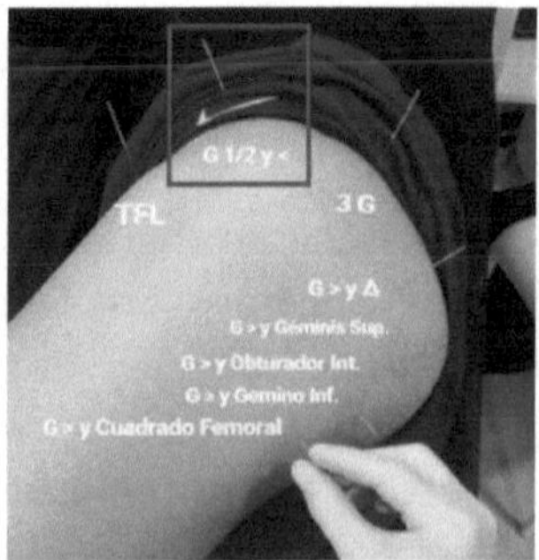

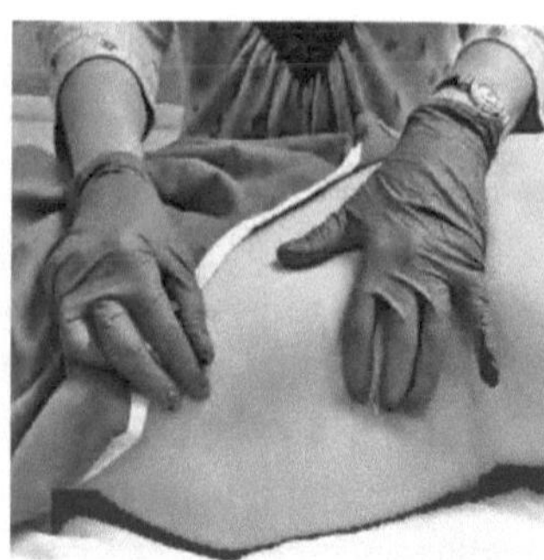

Figura 17. PS en PGM del glúteo menor (54).

- Peligros y precauciones: Los mismos que los descritos para el glúteo medio, con la adición de que, debido a la profundidad del músculo, es necesario tener precaución adicional. Puede haber una inhibición muscular transitoria después de la punción, que se manifiesta como debilidad o pesadez, y que es importante comunicar al paciente antes del procedimiento (74, 75, 76).

5.2.9. Tensor de la fascia lata (TFL).

- Los PGM del TFL provocan dolor referido en la articulación de la cadera y en la cara anterolateral del muslo, que puede extenderse hasta la rodilla. Existen variaciones en el patrón de dolor referido que pueden ser observadas (77).
- Patrón de dolor referido: Dolor en el trocánter mayor, que puede confundirse con bursitis trocantérea. Algunos pacientes informan dolor referido en la zona lumbar y sacra, relacionado con la tensión en la cintilla iliotibial, especialmente en corredores (77).
- Síntomas: El dolor se acentúa durante el movimiento de la cadera, especialmente con la marcha rápida. Aumenta con la sedestación prolongada (especialmente en posición de flexión de cadera a 90°). Dificultades para dormir, los pacientes a menudo duermen en decúbito supino y tienen dificultades para girarse en decúbito lateral sobre el lado afectado debido a la presión sobre el músculo y el trocánter mayor.

Puede ser necesario colocar una almohada entre las piernas para aliviar el dolor (77).

- Diagnóstico diferencial: El diagnóstico debe considerar otros PGM, como los de las fibras anteriores de los glúteos medio y menor, el vasto lateral, el piriforme y el cuadrado lumbar (77).
  - Neuropatías: También se debe tener en cuenta neuropatías, la neuropatía L4 y la meralgia parestésica pueden causar dolor en áreas similares.
  - Síndrome de Fricción de la Cintilla Iliotibial: Dolor difuso en el cóndilo lateral del fémur debido a la fricción del tracto iliotibial, especialmente relevante en corredores con pies pronados.
  - Sacroilitis: Puede referir dolor a la zona lumbar y lateral del muslo, alcanzando a veces la rodilla.
- Los PGM del TFL pueden activarse por diversos factores (77):
  - Sobrecarga aguda: Por actividades como patear un balón, correr cuesta arriba o caídas.
  - Sobrecarga crónica: Actividades como trotar o caminar con pies hiperpronados o sobre superficies inclinadas.
  - Mantenimiento en Posición Acareada: Sedentación o decúbito con caderas muy flexionadas.
  - Disfunciones: De la articulación coxofemoral o la presencia de PGM en músculos relacionados, como el cuadrado lumbar o los aductores.
- Músculos relacionados (77):
  - Músculos agonistas: Glúteo menor, glúteo medio, sartorio, recto femoral, iliopsoas.
  - Músculos antagonistas: Isquiotibiales, glúteo mayor, aductores de cadera.
- Punción seca (77):
  - Técnica de punción: El paciente se coloca en decúbito supino con el miembro estirado. Se localiza el borde anterior del TFL, pidiendo al paciente que realice una ligera flexión activa de cadera. Se identifican las bandas tensas y los PGM para proceder a la punción, dirigiendo la aguja perpendicularmente a las fibras de la banda tensa.
  - Medidas de aguja: Para punciones en el TFL la aguja es de 0,25 mm x 40 mm o 0,30 mm x 60 mm si se desea incluir la parte anterior del glúteo menor.

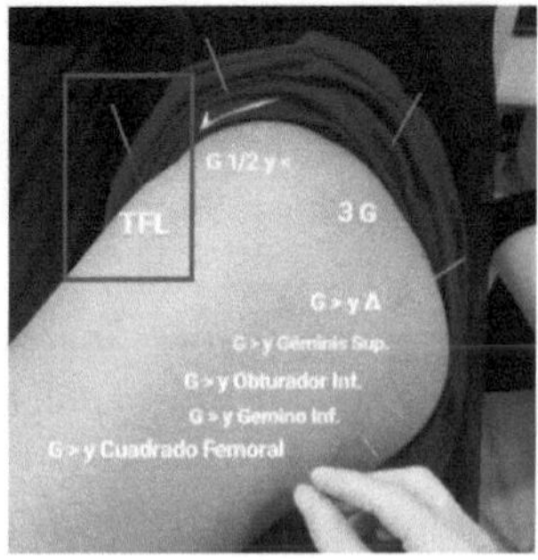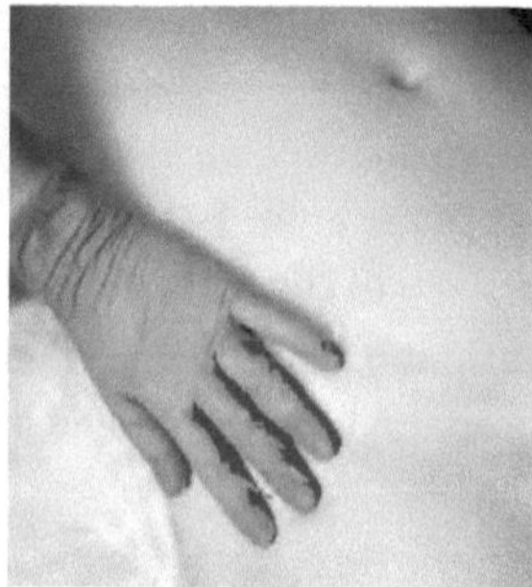

Figura 18. PS en PGM del TFL (54).

- Peligros y precauciones: Aunque son pocos, se debe tener cuidado con las ramas cutáneas del nervio glúteo superior que atraviesan el músculo. Seguir las instrucciones adecuadas para evitar dañar el nervio (77).

5.2.10.   Piriforme.

- Localización y frecuencia: Los PGM del músculo piriforme se localizan comúnmente en la mitad lateral y en la parte proximal del músculo, siendo los laterales más fáciles de identificar por palpación (78, 79).
- El dolor referido de estos puntos puede irradiarse a: Región sacroilíaca, nalgas, parte posterior de la cadera, parte posterior del muslo (dos tercios proximales). También puede confundirse con el dolor de otros músculos rotadores externos de la cadera (78, 79).
- Síndromes asociados: Los PGM del piriforme pueden contribuir a varios síndromes dolorosos en la pelvis y cadera, incluyendo el síndrome del piriforme. Es crucial realizar un diagnóstico diferencial con condiciones como hernia discal, radiculopatía lumbosacra, sacroilitis y patologías tumorales y otras (78, 79).
- Mecanismos de activación (78, 79):
  - Mecanismos directos: Traumatismos, contracciones excéntricas forzadas, posiciones prolongadas que acorten el músculo, y la compresión por estructuras vecinas.
  - Mecanismos indirectos: PGM en músculos paravertebrales y glúteos, así como infecciones crónicas y degeneración articular.
- Características clínicas del síndrome incluyen: Patrón de dolor referido, debilidad en la abducción de la cadera, dolor a la presión en el músculo, la exploración neurológica es esencial para descartar problemas más graves (78, 79).

- Tratamiento: La punción seca se realiza con el paciente en decúbito contralateral y la cadera flexionada. La punción debe ser guiada por EMG o ecografía para minimizar el riesgo de daño a nervios como el ciático. Medida de la aguja 0,30 mm x 50 mm. 60 mm o 75 mm (78, 79).

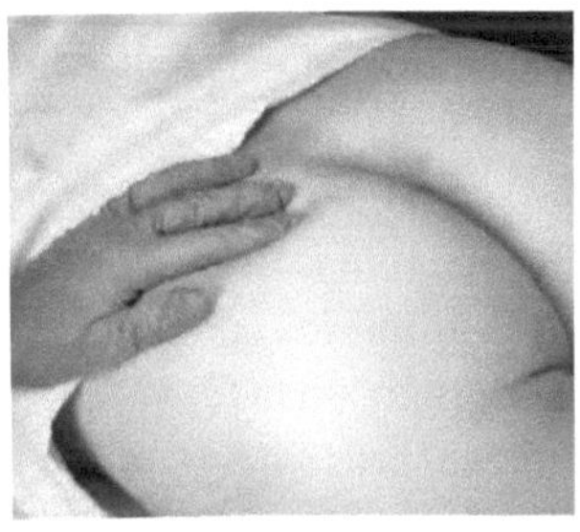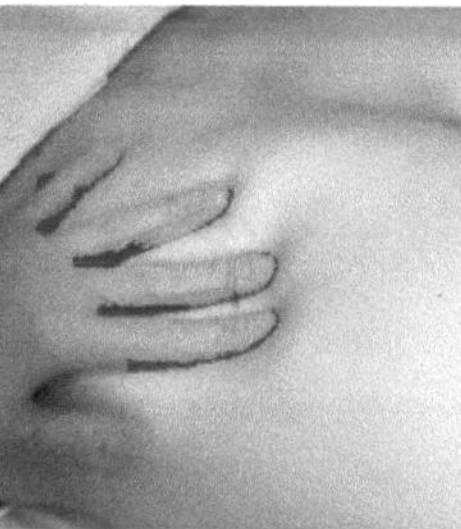

Figura 19. PS en PGM del piriforme (origen e inserción) (54).

- Riesgos y precauciones: Existe riesgo de punción accidental de estructuras nerviosas y posibilidad de entrar en la pelvis en la parte lateral, riesgo de tocar la articulación coxofemoral. Se deben seguir medidas de asepsia y monitorizar cuidadosamente la profundidad de la punción para evitar complicaciones (78, 79).

5.2.11. Recto del abdomen.

- Los PGM pueden localizarse en cualquier parte del músculo recto del abdomen. A pesar de que los síntomas pueden variar entre diferentes zonas del músculo y entre individuos, generalmente, los PGM situados en la porción superior del abdomen (por encima del ombligo) tienden a provocar un dolor horizontal posterior bilateral, especialmente en la parte media de la espalda. Si el dolor es unilateral, a menudo se relaciona con el músculo dorsal ancho (80,81).
- Los PGM pueden causar dolor en la región entre los rebordes costales y la apófisis xifoides, provocando síntomas similares a los del transverso del abdomen, que incluyen plenitud abdominal, ardor e indigestión. Específicamente, si el PGM se encuentra en el lado izquierdo, pueden aparecer náuseas, vómitos y dolor precordial. Los PGM en la región periumbilical, situados en el borde lateral del músculo, son responsables de dolor abdominal difuso, especialmente al moverse, además de sensaciones de calambre o cólico, comunes en niños. En la parte inferior del músculo, los PGM situados entre el ombligo y la sínfisis púbica

pueden causar dismenorrea. En la parte baja del recto abdominal, pueden referir dolor bilateral a la región lumbosacra, y el paciente lo describe con un movimiento transversal de la mano, a diferencia del dolor vertical característico del psoas mayor. Una posible zona de PGM en el borde superior del pubis que puede referir dolor a la vejiga y provocar diarrea. Además, los espasmos en esta área pueden resultar en frecuencia urinaria aumentada, retención de orina y dolor inguinal, especialmente en niños. Un PGM en el borde lateral del recto del abdomen, cerca del punto de McBurney (equidistante de la espina iliaca anterosuperior y del ombligo), puede imitar los síntomas de apendicitis aguda, causando dolor en todo el abdomen, en la fosa ilíaca y en el pene. Si el dolor es debido a apendicitis, se presenta rigidez global de los músculos del abdomen. Dado el riesgo de falsos positivos en el diagnóstico de apendicitis, es razonable considerar los PGM abdominales en el diagnóstico diferencial (80,81).

- Es crucial diferenciar los síntomas de origen visceral de los de origen muscular, dado que a menudo coexisten. Si el dolor es muscular, el paciente experimenta dolor mecánico, relacionado con el movimiento y sin relación con la ingesta de alimentos o la evacuación. Actividades prolongadas que requieran respiración abdominal forzada también pueden exacerbar el dolor. La prueba de Carnett puede ser útil para el diagnóstico diferencial. Consiste en presionar un punto doloroso y pedir al paciente que contraiga el músculo. Si el dolor aumenta, indica un origen muscular; si disminuye, es más probable que sea un problema intraabdominal (80,81).

- Los PGM pueden ser causados por sobrecargas mecánicas, traumatismos, posturas incorrectas o factores indirectos como infecciones, estrés emocional y disfunciones articulares. Las cicatrices quirúrgicas, especialmente tras apendicitis, histerectomías y cesáreas, pueden causar problemas miofasciales en la musculatura abdominal y lumbar, perpetuando los PGM (80,81).

- La punción seca, combinada con un tratamiento conservador, suele ser efectiva para tratar la musculatura abdominal. Se recomienda la punción superficial como primera opción, seguida de la electroterapia punción seca si es necesario. En caso de que estas técnicas no funcionen, se puede considerar la punción seca profunda. El procedimiento implica identificar bandas tensas y PGM mientras el paciente está en decúbito supino. Se utiliza una aguja de 0.25 mm x 40 mm, insertándola con cuidado para evitar dañar la cavidad peritoneal. La punción debe hacerse con medidas antisépticas rigurosas para prevenir infecciones (80,81).

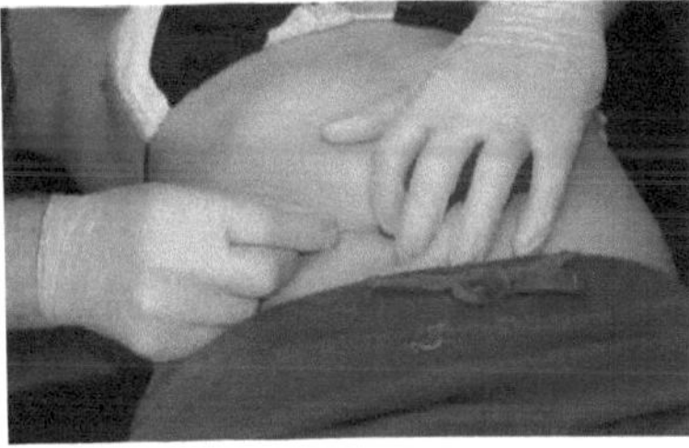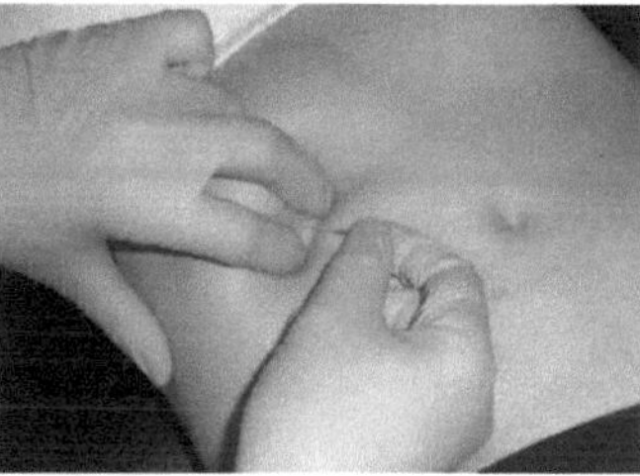

Figura 20. PS en PGM del recto del abdomen (54).

- Riesgos: Al tratar PGM abdominales, es vital evaluar la presencia de otros factores que puedan contribuir al dolor, como la presencia de síndromes neurológicos que pueden simular condiciones ginecológicas en mujeres. La correcta identificación y tratamiento de PGM es esencial para la recuperación del paciente y la mejora de su calidad de vida (80,81).

5.2.12.   Oblicuo externo del abdomen.

- Los PGM en los músculos abdominales, especialmente en el oblicuo externo, son áreas de tensión que pueden causar síntomas como ardor de estómago, dolor en el epigastrio y dolor referido hacia la ingle y los testículos. Esto puede confundirse con problemas como la hernia de hiato o apendicitis, dado que el dolor puede irradiarse hacia otras áreas del abdomen (82).
- Los PGM pueden activarse por (82):
  - Golpes directos: Trauma o impacto en la región abdominal.
  - Movimientos repetitivos del Tronco: Actividades que implican rotación o flexión-extensión, como lanzar discos.
  - Posiciones mantenidas: Mantener el tronco en rotación puede contribuir a la activación de los puntos gatillo.
- Patrones de dolor referido (82):
  - PGM Superiores: Localizados en la parte superior del oblicuo externo, estos pueden causar ardor y dolor epigástrico.
  - PGM Inferiores: Localizados en la parte inferior, pueden referir dolor hacia la ingle y el testículo, afectando también el lado opuesto.

- Punción seca: La punción seca es un tratamiento utilizado para tratar PGM, implicando la inserción de agujas en los músculos afectados para aliviar el dolor. La técnica varía según la ubicación de los PGM (82):
  - PGM superiores: Usar agujas de 0.25 mm x 13 mm, insertándolas perpendicularmente al PGM.
  - PGM Inferiores (por debajo de la EIAS):
    - Palpar el área con la cadera en extensión para identificar bandas tensas.
    - Emplear agujas de 0.25 mm x 25 mm o 0.25 mm x 40 mm según el grosor del tejido.
  - PGM Sobre la cresta ilíaca: Palpación en pinza para evitar dañar vísceras, con agujas de al menos 0.25 mm x 40 mm.

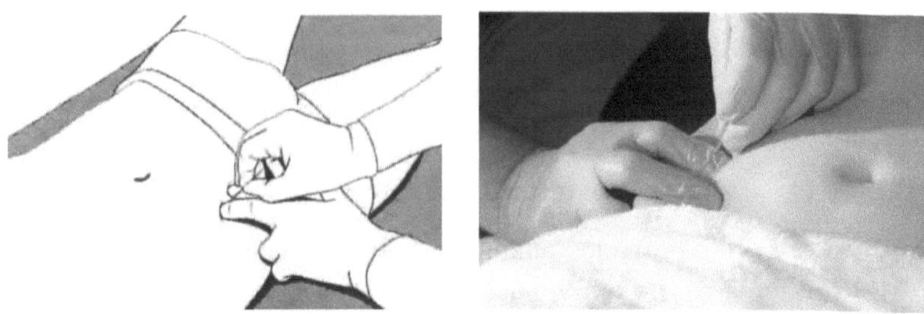

Figura 21. PS en PGM del oblicuo externo del abdomen (53, 54).

- Precauciones y riesgos: Es crucial evitar la punción del peritoneo, siguiendo protocolos de higiene estrictos y técnicas de punción adecuadas. La profundidad de inserción debe ser cuidadosamente evaluada, recomendándose la punción ecoguiada o con guía EMG para mayor precisión y seguridad (82).

5.2.13.   Oblicuo interno del abdomen.

- Síntomas y activación de los PGM: Los puntos gatillo (PGM) en la musculatura abdominal inferior y lateral pueden provocar dolor referido a varias áreas, incluyendo la ingle, el testículo y otras zonas del abdomen, e incluso el pecho o el lado opuesto del abdomen. Este patrón de dolor puede originarse de cualquiera de los músculos abdominales laterales, como los oblicuos y el transverso del abdomen. El oblicuo interno y el recto abdominal son particularmente responsables de los PGM localizados en el borde superior del pubis y la mitad lateral del ligamento inguinal, los cuales pueden causar dolor en la vejiga urinaria y espasmos

musculares relacionados con la micción. Además, el oblicuo interno y el transverso del abdomen pueden estar implicados en el atrapamiento del nervio ilioinguinal, una condición que puede surgir como complicación de cirugías abdominales o durante el embarazo y el parto, provocando un dolor significativo (82, 83).
- Los PGM también pueden estar relacionados con otros músculos, como: Diafragma, paravertebrales (superficiales y profundos), serrato anterior, iliopsoas, aductores de la cadera (82, 83).
- Punción seca: Para el tratamiento de los PGM, se recomienda una punción seca (PS) superficial combinada con tratamiento conservador. Es esencial seguir rigurosas medidas de asepsia para evitar infecciones, especialmente si hay riesgo de penetrar en la cavidad peritoneal (82, 83).
  - Localización de PGM: La ubicación más común de los PGM del oblicuo interno es medial a la espina ilíaca anterosuperior (EIAS). La técnica de punción y la forma de determinar la profundidad son similares a las usadas para los PGM del oblicuo externo.
  - Profundidad de punción: Se recomienda el uso de agujas de 0.25 mm x 40 mm. Según estudios, la profundidad de punción puede ser de entre 13 mm en mujeres y 18 mm en hombres, minimizando el riesgo de penetrar la cavidad peritoneal.

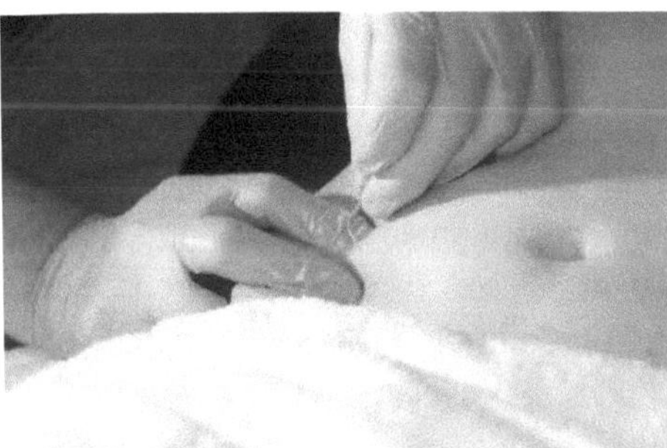

Figura 22. PS en PGM del oblicuo interno del abdomen (54).

- Peligros y precauciones: Es vital evitar introducir la aguja en el peritoneo. Para ello, se deben adoptar las siguientes precauciones (82, 83):
  - Medidas Antisépticas: Extremar la higiene durante el procedimiento.
  - Seguimiento de Protocolos: Realizar la punción siguiendo los procedimientos previamente descritos, garantizando la correcta colocación de la aguja y evitando complicaciones.

5.2.14. Transverso del abdomen.

- Síntomas y mecanismos de activación: Los puntos gatillo (PGM) en la musculatura abdominal han sido discutidos en términos de sus síntomas, mecanismos de activación y factores de perpetuación. Los PGM en la región abdominal a menudo se superponen, dificultando la atribución de dolor a músculos específicos, como los oblicuos y el transverso del abdomen. Se describe un patrón de dolor en banda a través del abdomen, que se extiende entre los bordes costales anteriores y que a menudo se concentra en la apófisis xifoides. Este dolor puede ser provocado por PGM en la porción craneal del transverso del abdomen, así como por PGM en la zona de inserción de los cartílagos costales inferiores, lo que provoca dolor durante la respiración. Los PGM del transverso del abdomen pueden causar inhibición miógena y debilidad en el propio músculo, lo que se ha asociado con diversas condiciones clínicas. La activación adecuada del transverso abdominal es crucial, especialmente en pacientes con dolor inguinal persistente, ya que su debilidad puede contribuir a problemas de dolor lumbar crónico (80, 81, 83).
- Los PGM en la región abdominal están relacionados con varios músculos, entre los que se incluyen: Recto abdominal, musculatura oblicua abdominal, diafragma, multífidos lumbares, serrato anterior, músculos del suelo pélvico, iliopsoas, aductores de la cadera (80, 81, 83).
- Técnica de punción seca: Para el tratamiento de los PGM en el músculo transverso del abdomen, se recomienda el uso de punción seca (PS) superficial junto con tratamiento conservador. La variabilidad en el grosor muscular de las tres capas de la pared abdominal complica la determinación de una profundidad segura para la PS profunda, lo que hace preferible el uso de punción ecoguiada o con guía EMG al realizar esta técnica (80, 81, 83).
- Riesgos y medidas de seguridad: Para prevenir complicaciones, como la introducción accidental de la aguja en el peritoneo, es fundamental extremar las medidas antisépticas: Seguir estrictamente las normas de higiene durante el procedimiento y realizar la punción conforme a los procedimientos establecidos para garantizar la seguridad del paciente y evitar infecciones (80, 81, 83).

5.3.1. Sartorio.

- Exploración de los PGM: La evaluación de los puntos gatillo (PGM) en el músculo sartorio se lleva a cabo mediante palpación plana con el paciente en decúbito supino. Este músculo puede presentar PGM a lo largo de toda su longitud debido a sus intersecciones tendinosas no alineadas, por lo que es esencial explorar toda su extensión. A diferencia de otros PGM, los del sartorio suelen causar un dolor superficial que se describe como desagradable y punzante, pudiendo también referir sensaciones de hormigueo o quemazón superficial. Una vez localizados y tratados, es fundamental evitar el acortamiento mantenido del sartorio, el cual puede ocurrir al estar sentado en posiciones como el loto o al dormir en posición fetal. También se debe corregir cualquier dismetría significativa en los miembros inferiores. Se pueden enseñar técnicas de autoaplicación para la liberación por presión o masaje de fricción transversal, ya que estas técnicas no limitan la movilidad, a diferencia del estiramiento del músculo (84).
- Asociación con otros PGM: Los PGM del sartorio no suelen presentarse de forma aislada y están frecuentemente asociados con PGM en otros músculos (84).
  - Proximales: Relacionados con el recto femoral. En la parte proximal, los PGM del sartorio pueden relacionarse con la meralgia parestésica, una condición causada por el atrapamiento del nervio cutáneo femoral lateral al pasar por bandas tensas del sartorio. Los síntomas incluyen parestesias y disestesias en la cara anterolateral del muslo, que pueden extenderse hasta la rodilla. Esta afección es más común en pacientes con sobrepeso abdominal o en embarazadas.
  - Medios: Asociados con los aductores de la cadera, especialmente en futbolistas con pubalgias o en pacientes con problemas en la articulación coxofemoral.
  - Distales: Con frecuencia, se asocian con diagnósticos de tendinopatía de la pata de ganso o con patologías degenerativas en la articulación tibiofemoral, especialmente en deformidades en valgo de la rodilla.
- Punción seca: Para tratar los PGM del músculo sartorio, se recomienda el tratamiento previo de los PGM en músculos relacionados. El paciente debe estar en decúbito supino con la cadera y rodilla en posición neutra. Si el músculo está muy tenso, se puede colocar una pequeña almohada

debajo de la rodilla para facilitar la palpación de la inserción proximal del sartorio (84).

- Palpación: Se debe palpar el músculo a lo largo de su recorrido, buscando bandas tensas y sus correspondientes PGM
- Elección de Aguja: En pacientes delgados, se utiliza una aguja de 0.25 mm x 25 mm dirigida perpendicularmente a la banda tensa. Para pacientes con más panículo adiposo, se recomienda una aguja de 0.25 mm x 40 mm o más larga, asegurándose de que la aguja atraviese el panículo adiposo antes de introducirla en el músculo.
- Contracción Muscular: Para mejorar la percepción de la barrera muscular, se puede pedir al paciente que mantenga una contracción suave del músculo hasta sentir el contacto con él.

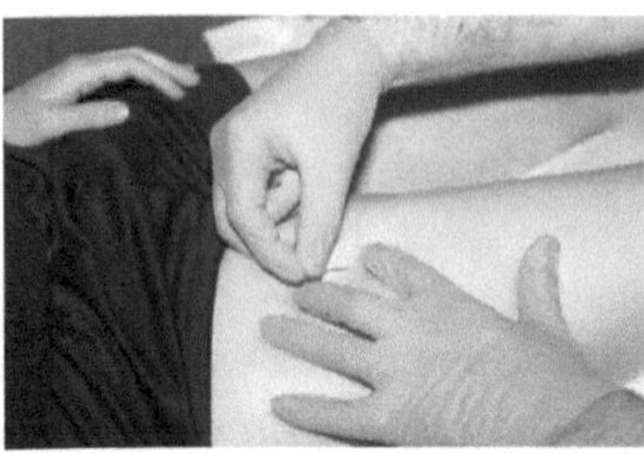
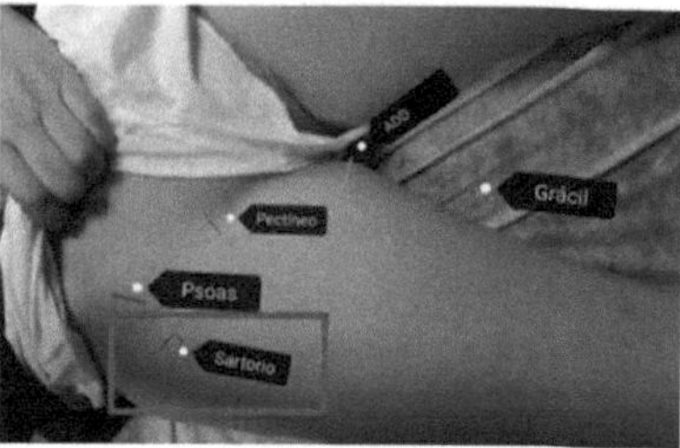

Figura 23. PS en PGM del sartorio (54).

- Peligros y precauciones (84):
  - Paquete neurovascular femoral: Se encuentra en la cara medial del muslo, por lo que se debe evitar la punción accidental al no introducir la aguja a más de 20 mm de profundidad.
  - Nervio cutáneo femoral lateral: Este nervio atraviesa el sartorio en su zona proximal, por lo que se debe tener cuidado al insertar la aguja en esa área.
  - Si la aguja toca cualquier rama, el paciente puede sentir una sensación eléctrica en la cara anterolateral del muslo, en cuyo caso se debe retirar la aguja y modificar su dirección.

5.3.2. Cuádriceps femoral.

La mayoría de las disfunciones de la rodilla están asociadas a un componente miofascial que acompaña a diversos elementos estructurales que causan dolor. Según Baldry, los músculos de la extremidad inferior que más frecuentemente desarrollan puntos gatillo miofasciales (PGM) activos son los del cuádriceps femoral. La sobrecarga de estos músculos puede activar PGM o, alternativamente, estos pueden ser secundarios a alteraciones en la rodilla, la cadera, el tobillo o el pie que modifiquen la marcha (85, 86).

- Causas de activación de PGM en el cuádriceps (85, 86):
  - Sobrecarga muscular: A menudo relacionada con actividades deportivas, montañismo, saltos, arrodillarse, sentarse en cuclillas, cargar objetos pesados o el uso de tacones altos. La sobrecarga puede surgir especialmente de contracciones excéntricas vigorosas o de intentos de fortalecer el músculo con cargas cercanas al tobillo.
  - Intervenciones quirúrgicas: Procedimientos en la rodilla que pueden contribuir a la activación de PGM en el cuádriceps.
  - Inmovilización: Problemas ortopédicos que requieren la inmovilización de la rodilla, lo que puede resultar en la formación de PGM.
  - Lesiones directas: Concusiones o inyecciones de fármacos en el músculo son agresiones directas que pueden causar la formación de PGM.
  - Los PGM del cuádriceps pueden alterar la mecánica de la rótula y dificultar la movilidad de la rodilla, siendo una de las principales causas de dolor en la rodilla de origen miofascial. Algunas condiciones diagnosticadas, como la "rodilla del saltador" o la "rodilla del corredor", pueden ser en realidad dolor referido por el cuádriceps.
- Los PGM del cuádriceps se relacionan con varias condiciones clínicas, tales como: Dolor anterior de la rodilla, síndrome de dolor femoropatelar, tendinopatía cuádriceps, "rodilla del saltador", síndrome de fricción de la cintilla iliotibial, meniscopatías, artrosis/artritis de la rodilla, condropatías, dolor de miembro fantasma, bursitis y "dolores de crecimiento" (85, 86).
- Síntomas de los PGM en el Cuádriceps, los PGM en el cuádriceps pueden causar: Dolor anterior, lateral y medial en la rodilla este dolor puede extenderse distalmene al muslo y debilidad y aumento de la tensión muscular o acortamiento del cuádriceps, que pueden confundirse con otras patologías como tendinopatías o bursitis (85, 86).
- Tratamiento: Es fundamental reconocer que el tratamiento de las disfunciones de la rodilla no tendrá éxito si se asume que el problema se localiza únicamente en la articulación de la rodilla. Es esencial explorar

los diferentes fascículos del cuádriceps en busca de PGM. Si estos no son tratados, el paciente no progresará adecuadamente con ejercicios de fortalecimiento, estiramientos ni recuperación funcional. La identificación y tratamiento de los PGM son cruciales, ya que si estos PGM no se tratan, pueden perpetuar la tensión en los músculos relacionados, como los isquiotibiales, incluso en estado latente. Esto puede llevar a un ciclo de dolor y debilidad que impide la recuperación efectiva del paciente (85, 86).

5.3.3. Recto femoral.

El recto femoral, al ser un músculo con una arquitectura bipenniforme, presenta una distribución particular de puntos gatillo miofasciales (PGM) que pueden localizarse prácticamente en cualquier parte del músculo. No es raro que un mismo paciente presente múltiples PGM en diferentes áreas del recto femoral (85, 86).

- Localizaciones Preferenciales de PGM: Existen localizaciones preferenciales para estos PGM, siendo la más habitual (85, 86):
  - Proximalmente en el muslo: Justo por debajo de la espina ilíaca anteroinferior. Esta localización se asocia con dolor profundo en la parte anterior del muslo y en el interior de la rodilla. El paciente suele describir el dolor como localizado por debajo de la rótula y alrededor de ella.
  - Cerca de la rodilla: A veces, los PGM se encuentran justo por encima de la rodilla, provocando un dolor local y profundo. Este PGM distal puede asociarse con PGM en el vasto lateral.
- Los PGM del recto femoral pueden generar varios síntomas, que incluyen (85, 86):
  - Dolor nocturno: Este dolor puede despertar al paciente durante la noche.
  - Dolor profundo en la parte interna de la rodilla: Un síntoma común que puede ser descripto como intenso y local.
  - Debilidad al bajar escaleras: Esta sensación de debilidad se vuelve más notoria en actividades que requieren descender, lo que puede inhibir la respuesta del reflejo rotuliano.
- Causas de activación de PGM en el recto femoral (85, 86):

- Posición de Acortamiento: Estar sentado durante largos periodos coloca el recto femoral en una posición acortada, favoreciendo la aparición de PGM.
- Sobrecarga Muscular: Actividades que implican flexión de cadera potente o repetitiva, como montañismo, ciclismo, correr, caminar rápido, chutar un balón, nadar (especialmente el aleteo), uso de calzado inadecuado (usar tacones altos o suelas blandas también puede contribuir al desarrollo de PGM).
- Mecánica Anómala de la Cadera: Las disfunciones en la cadera, así como en casos de fracturas o cirugías en esta articulación o en la rodilla, pueden resultar en la activación de PGM en el recto femoral.

- Interacción con otros músculos: Los PGM en el iliopsoas, el sartorio (a nivel proximal), y los músculos adyacentes pueden contribuir a la aparición de PGM en el recto femoral (85, 86).

- Técnica de punción: Paciente en decúbito supino con la cadera en rotación neutra y la rodilla en extensión. Se localizan las referencias anatómicas entre la espina ilíaca anterosuperior y el borde superior de la rótula. Se realiza una palpación plana del músculo para identificar bandas tensas y puntos dolorosos. El paciente puede realizar una flexión de cadera con la rodilla en extensión para diferenciar el recto femoral de otros músculos como el sartorio. Utilizar una aguja de 0,30 mm x 50 mm y dirigirla perpendicularmente a la banda tensa. Si la aguja llega al hueso, se pueden puncionar el recto femoral y el vasto intermedio subyacente (85, 86).

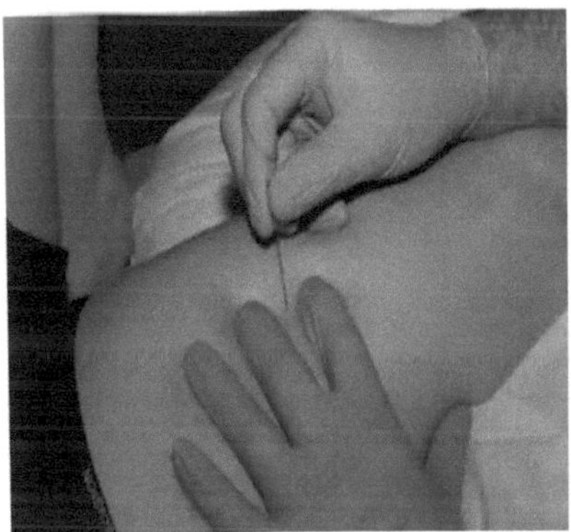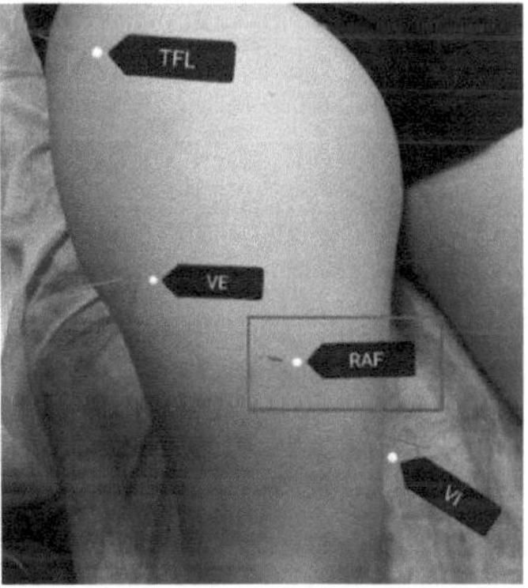

Figura 24. PS en PGM del recto femoral (54).

5.3.4. Vasto intermedio.

Los puntos gatillo miofasciales (PGM) del vasto intermedio presentan características específicas que es importante reconocer para un diagnóstico y tratamiento efectivos (85, 86).

- Localización de los PGM: Los PGM del vasto intermedio pueden localizarse a diversas alturas a lo largo del músculo, pero su ubicación más habitual se encuentra aproximadamente unos centímetros distales en relación con la zona proximal de los PGM del recto femoral (85, 86).
- Infravaloración de los PGM: Muchas veces, estos PGM son infravalorados debido a su localización, ya que están cubiertos por el recto femoral y no pueden ser palpados directamente. Esta situación resalta la importancia de la palpación selectiva (PS), que es fundamental para diferenciar entre el vasto intermedio y el recto femoral (85, 86).
- El dolor referido de los PGM del vasto intermedio se caracteriza por (85, 86):
  - Localización del dolor: Se percibe en la parte anterior y media del muslo, con una propagación caudal desde el PGM.
  - Movimientos que agravan el dolor: Este dolor generalmente se manifiesta con el movimiento de la rodilla y es poco frecuente en reposo. Suele aparecer al andar y se intensifica al subir escaleras.
  - Rigidez post-sedentaria: Después de períodos prolongados de sedestación, el paciente puede experimentar dificultades para estirar la rodilla, lo que puede ocasionar cojera.
  - Síntomas específicos asociados a los PGM del vasto intermedio
  - Dolor con el movimiento de la rodilla: El movimiento activa los PGM, lo que provoca un dolor significativo.
  - Dolor en la cara anterior del muslo: El PGM está localizado dentro de la zona dolorosa reportada por el paciente.
  - Cojera tras sedestación prolongada: La rigidez y el dolor tras estar sentado por mucho tiempo pueden llevar a la dificultad para caminar correctamente.
- Relación con otros PGM: Los PGM del vasto intermedio a menudo no aparecen de forma aislada, sino que se asocian con otros PGM del cuádriceps, complicando así el cuadro clínico. Esto hace que el tratamiento deba abordar todos los PGM relacionados para lograr una recuperación efectiva (85, 86).

- Técnica de punción: con el paciente en decúbito supino, el profesional introduce la aguja perpendicularmente a la superficie muscular y directamente sobre el PG identificado mediante palpación plana. Buscar un punto doloroso en la cara anterolateral del muslo, palpando a través del recto femoral o lateral a él. Usar una aguja de 0,30 mm x 50 mm o 0,30 mm x 60 mm dependiendo de la ubicación de los PGM o la corpulencia del paciente (85, 86).

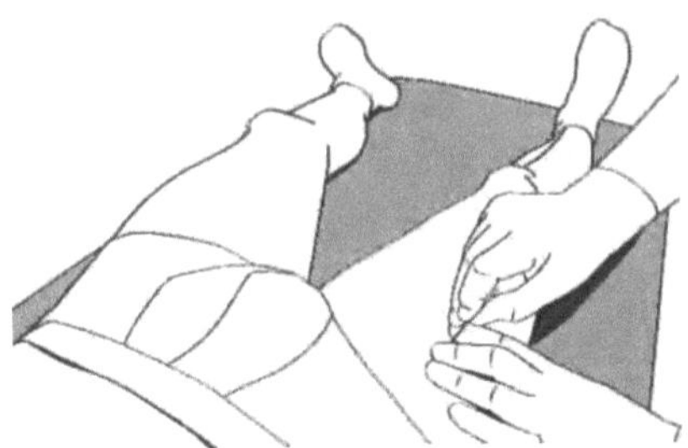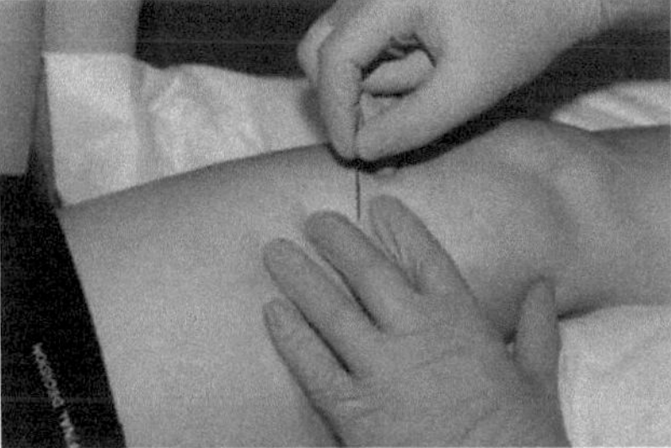

Figura 25. PS en PGM del vasto intermedio (53, 54).

5.3.5. Vasto lateral.

Los puntos gatillo miofasciales (PGM) en el vasto lateral son una fuente común de dolor que afecta tanto a la cadera como a la rodilla. A continuación, se detallan sus características, síntomas y su impacto en la función de la rodilla (85, 86).

- Localización de los PGM (85, 86):
  - Dolor lateral en la cadera y muslo: Los PGM de este músculo pueden causar dolor lateral en la cadera y en la parte externa del muslo.
  - Dolor en la rodilla: Son una fuente habitual de dolor de rodilla, siendo el único músculo anterior que puede provocar dolor en la parte posterior de esta articulación.
  - Bloqueo rotuliano: Los PGM situados en la parte distal y anterior del vasto lateral son responsables del bloqueo rotuliano, así como del dolor en el borde lateral de la rótula, que a veces se extiende hacia arriba por la cara lateral del muslo.
  - Dolor referido: PGM en la región distal y en las fibras posteriores pueden referir dolor a la parte lateral de la rótula y más extensamente hacia la cara lateral del muslo y de la pierna.

- Cubierta por la cintilla iliotibial: La parte del vasto lateral está fundamentalmente cubierta por la cintilla iliotibial, lo que dificulta su identificación mediante palpación.
  - Dolor en la parte media del muslo: En la zona media del muslo, en el borde posterior del vasto lateral, se han identificado PGM que provocan dolor en la región posterior lateral del muslo y en la cara lateral del hueco poplíteo.
  - Dolor en la región proximal: En la parte media del muslo, PGM en la zona central pueden provocar dolor intenso en la cara lateral del muslo, llegando hasta prácticamente la cresta ilíaca por arriba y alrededor del borde lateral de la rótula por abajo.
  - PGM insercionales: Se han descrito PGM en el extremo proximal del vasto lateral, que producen dolor e hipersensibilidad a la presión local.
- Síntomas asociados (85, 86):
  - Dolor en la cara lateral de la rodilla y el muslo: Se presenta como un dolor agudo o sordo en la parte lateral, que puede ser constante o intermitente.
  - Bloqueo de la rótula: Las bandas tensas pueden causar una tracción lateral sobre la rótula, dificultando su movimiento y provocando bloqueo, especialmente al estar en ligera flexión.
  - Dolores de crecimiento en niños: Los PGM en el vasto lateral son comunes en niños, a menudo asociados a los llamados "dolores de crecimiento".
  - Dificultades para caminar: Caminar puede ser doloroso si hay PGM activos, y estar tumbado sobre el músculo puede resultar incómodo, incluso interrumpiendo el sueño.
  - Efecto en la función de la rodilla: La debilidad causada por los PGM del vasto medial, en combinación con la tensión de los PGM del vasto lateral, puede contribuir a desequilibrios rotulianos y condiciones como el síndrome de dolor femoropatelar y condropatías.
- Actividades que pueden desencadenar PGM (85, 86):
  - Sobreesfuerzo: Cualquier actividad que implique un trabajo considerable en las piernas, como correr, saltar, o realizar ejercicios de alta intensidad, puede predisponer a la aparición de PGM

- Golpes directos: Un golpe directo en la zona también puede activar PGM, así como mantener la pierna en una posición estirada durante períodos prolongados.
- Inmovilización: Cualquier terapia que impida la flexión de la rodilla puede perpetuar los PGM del vasto lateral.

- Técnica de punción: para la punción de los PG localizados en la parte anterior del músculo vasto lateral el paciente se coloca en decúbito supino. Para la punción de los PG localizados en la parte del músculo posterior al tracto iliotibial, el paciente se coloca en decúbito lateral. Para los PGM distales de la parte anterior, usar una aguja de 0,25 mm x 40 mm, dirigida hacia el hueso. Para los PGM distales en la parte posterior, usar una aguja de 0,30 mm x 40 mm, también dirigida hacia el hueso.

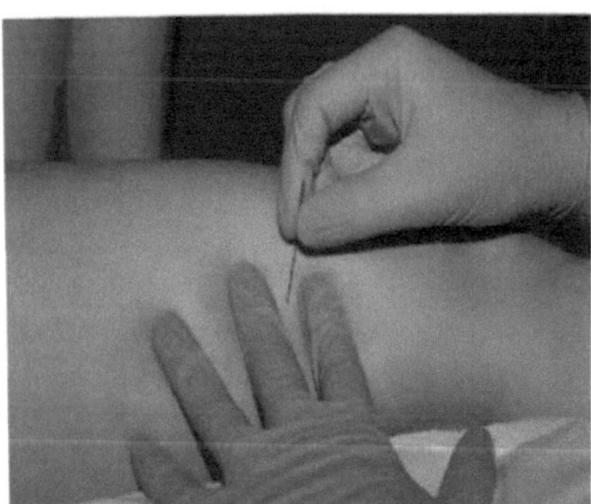
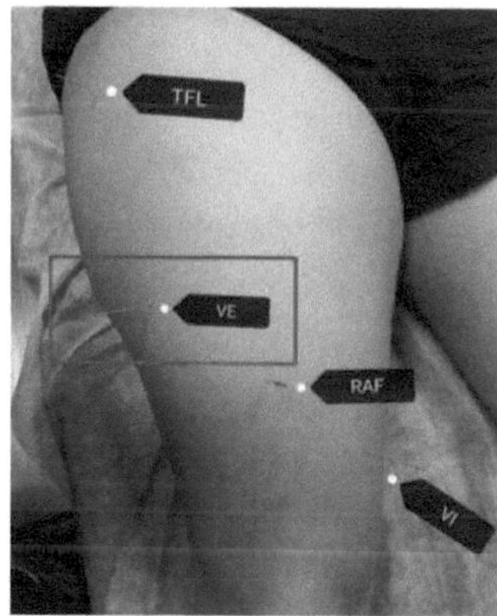

Figura 26. PS en PGM del vasto lateral (53, 54).

5.3.6. Vasto medial.

Los puntos gatillo miofasciales (PGM) en el vasto medial pueden tener un impacto significativo en la función de la rodilla, provocando dolor y debilidad. A continuación, se describen sus características, síntomas y cómo pueden influir en la salud del paciente (85, 86).

- Localización de los PGM (85, 86):
  - Altura variable: Los PGM del vasto medial pueden encontrarse a diferentes alturas en el músculo:
  - PGM distales: Localizados a pocos centímetros por encima de la rótula, son los más propensos a referir dolor en la parte anterior y

medial de la rodilla. Este dolor puede causar debilidad repentina en la rodilla, lo que puede llevar al paciente a caerse.

- PGM proximales: Ubicados generalmente en la parte media del muslo, junto a los músculos aductores. Estos pueden acompañar frecuentemente a los PGM distales, refiriendo dolor continuo en la parte media e inferior del muslo y en la cara anteromedial de la rodilla.

- Síntomas asociados (85, 86):
  - Dolor insidioso: Los PGM del vasto medial pueden causar un dolor sordo que inicialmente se presenta en la rodilla, y ocasionalmente en la cara interna del muslo. Este dolor puede llegar a despertar al paciente durante la noche.
  - Confusión diagnóstica: Este dolor miofascial a menudo se confunde con procesos articulares inflamatorios, artrosis, lesiones ligamentosas y tendinopatías, lo que puede llevar a diagnósticos erróneos.
  - Debilidad y fallos de la rodilla: Si no se tratan adecuadamente, los PGM pueden progresar, causando episodios de inhibición del cuádriceps que resultan en fallos por debilidad durante la marcha.
  - Tensión constante: La tensión leve pero constante de los PGM puede contribuir al desarrollo de tendinopatías rotulianas, especialmente en su polo inferior.

- Factores contribuyentes (85, 86):
  - Sobrecarga muscular: Actividades deportivas intensas, como correr o realizar sentadillas profundas, pueden provocar sobreuso del cuádriceps y sobrecargar el vasto medial.
  - Fisioterapia agresiva: Estiramientos y ejercicios de fortalecimiento, especialmente en cadena cinética abierta con cargas distales, pueden agravar los PGM del vasto medial
  - Hiperpronación del pie: La hiperpronación puede sobrecargar este músculo y perpetuar sus PGM.
  - Traumatismos directos: Golpes directos sobre la rodilla son otra causa frecuente de activación de PGM en el vasto medial.

- Importancia del diagnóstico y tratamiento: Es crucial realizar una exploración exhaustiva en busca de PGM, así como tratar cualquier punto gatillo identificado en los músculos aductores de la cadera, el recto femoral, el vasto lateral y el tensor de la fascia lata (85, 86).

- PS: Con el paciente en decúbito supino, el profesional introduce la aguja perpendicularmente la superficie muscular y directamente sobre el PG identificado mediante palpación. No obstante, dadas las conexiones anatómicas existentes entre los músculos aductor mayor y aductor largo, el estiramiento del músculo se lleva a cabo mejor con la rodilla en flexión y la cadera en abducción. Se realiza una palpación plana para localizar bandas tensas y PGM, que se pincharán usando agujas de 0,25 mm x 40 mm. Debido al dolor intenso durante y después de la punción, se recomienda considerar la electroestimulación seca como técnica de tratamiento adicional (85, 86).

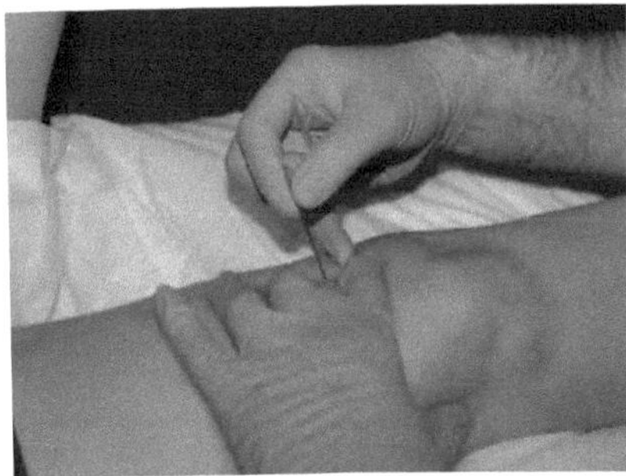
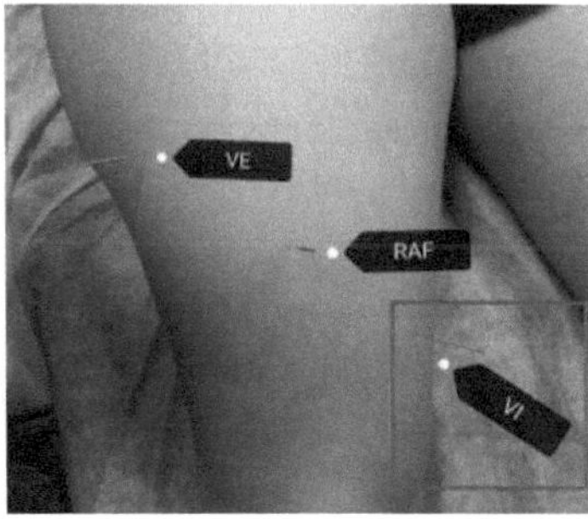

Figura 27. PS en PGM del vasto medial (54).

5.3.7. Semimembranoso.

- Localización: Los PGM de los isquiotibiales suelen encontrarse a 8-12 cm de la flexura de la rodilla, en la parte distal del muslo. Sin embargo, pueden aparecer en diversas partes de estos músculos (87, 88).
- Dolor referido (87, 88):
  - Semimembranoso: El dolor se irradia desde la parte proximal de la parte posterior del muslo, en la región del pliegue glúteo, pudiendo extenderse hacia la pantorrilla.
  - Semitendinoso: Comparte la misma distribución de dolor.
  - Bíceps femoral: Provoca un dolor más sordo en comparación con los otros dos.
  - Los pacientes pueden experimentar dolor al caminar, que puede llevar a cojera. La compresión de los isquiotibiales durante el descanso también puede provocar dolor en la nalga, la parte posterior del muslo y en la rodilla.

- Síntomas y diagnósticos erróneos: Los PGM de los isquiotibiales pueden causar síntomas similares a los de los PGM del cuádriceps, incrementando la tensión y sobrecargando este músculo. Es común que se confundan con ciática o tendinopatía de los isquiotibiales debido a la distribución del dolor y la rigidez asociada (87, 88).
- Los PGM de los isquiotibiales pueden ser activados por (87, 88):
  - Lesiones Musculares: Pueden surgir a raíz de una lesión, causando dolor y disminución de la flexibilidad.
  - Posturas: Mantener la rodilla doblada durante largos períodos (como al estar sentado) puede contribuir al desarrollo de PGM.
  - Estilo de Vida Sedentario: Esto afecta negativamente a la salud de los isquiotibiales.
  - Deportes: Actividades como fútbol, baloncesto y atletismo, que requieren aceleraciones bruscas, son propensas a causar lesiones en los isquiotibiales.
  - Debilidad Muscular: La debilidad del glúteo mayor o de los rotadores laterales de la cadera puede llevar a sobrecarga en los isquiotibiales, al tener que compensar esta debilidad.
- PS: Posición del Paciente en decúbito prono o supino. Se busca identificar los PGM mediante palpación plana o en pinza. Se recomienda una aguja de 0,30 mm x 50 mm o 0,30 mm x 60 mm, según la posición y técnica utilizada (87, 88).

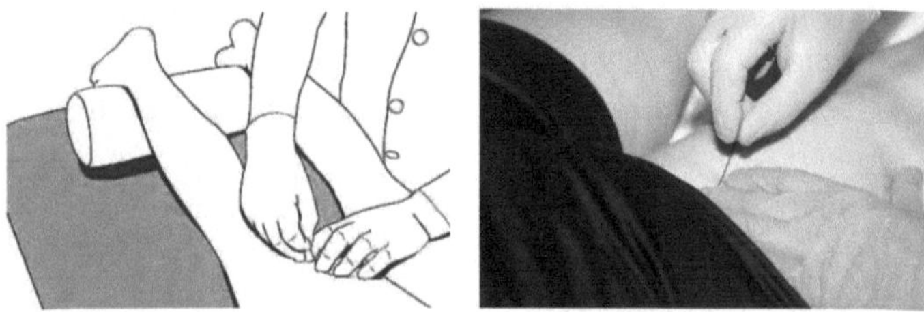

Figura 28. PS en PGM del semimembranoso (53, 54).

- Precauciones (87, 88):
  - Nervio Ciático: Es importante evitar el contacto con el nervio ciático, que se localiza cerca de los músculos isquiotibiales. La dirección de la aguja debe ser precisa para no comprometer estructuras neurovasculares.

- Técnica: La Inclinación medial de la aguja reduce el riesgo de lesión nerviosa.

5.3.8. Semitendinoso.

- Los PGM del semitendinoso se encuentran comúnmente entre 8 cm y 12 cm de la flexura de la rodilla, en la parte media del músculo. Sin embargo, pueden localizarse en otras áreas, especialmente en el tercio proximal, debido a las zonas de inervación a ambos lados de la intersección tendinosa (87, 88).
- Dolor referido: El dolor provocado por los PGM del semitendinoso se irradia principalmente hacia la zona proximal de la parte posterior del muslo, en la región del pliegue glúteo. El patrón de dolor puede extenderse caudalmente por la parte posterior del muslo, alcanzando incluso la pantorrilla. Comparado con el semimembranoso, el dolor del semitendinoso es agudo y definido, mientras que el dolor del bíceps femoral tiende a ser más sordo (87, 88).
- Síntomas y mecanismos de activación: Los PGM del semitendinoso presentan síntomas similares a los de otros músculos isquiotibiales debido a la activación de los puntos gatillo y sus mecanismos de perpetuación. Los pacientes pueden experimentar dolor al caminar, rigidez y debilidad en la región afectada (87, 88).
- Punción seca: La técnica de punción seca para el semitendinoso se lleva a cabo de manera similar a la del semimembranoso. Se puede realizar en decúbito prono o supino, dependiendo de la preferencia del clínico y de la comodidad del paciente (87, 88).
- Precauciones y peligros: Al igual que en la punción del semimembranoso, hay un riesgo de puncionar accidentalmente el nervio ciático, que se localiza en la línea media del muslo, entre el bíceps femoral y el semimembranoso. Distalmente, en el hueco poplíteo, hay también el riesgo de dañar los vasos sanguíneos femorales (87, 88).

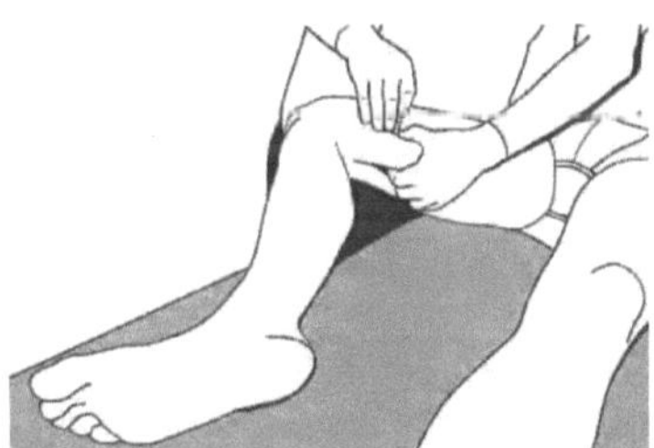
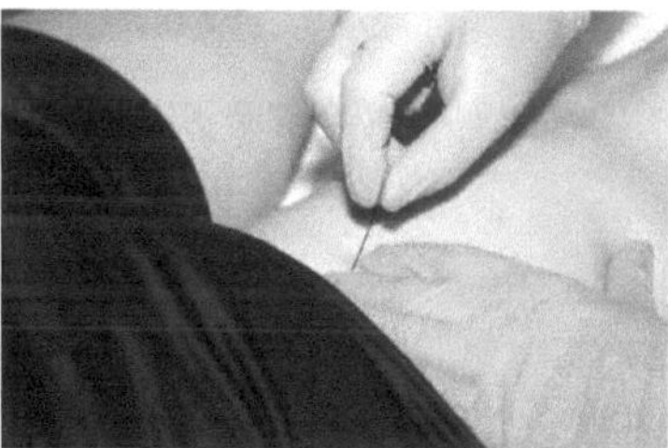

Figura 29. PS en PGM del semitendinoso (53, 54).

5.3.9. Bíceps femoral.

- PGM en el bíceps femoral: El dolor provocado por los PGM del bíceps femoral se describe como un dolor sordo que se localiza detrás de la rodilla. Este dolor puede irradiarse hacia la parte posterolateral del muslo y, en ocasiones, concentrarse en la cabeza del peroné. Además, el dolor puede extenderse hacia la parte superior del muslo y hacia la pantorrilla. Los PGM del bíceps femoral también pueden causar dolor nocturno, alterando el sueño del paciente (87, 88).

- Síntomas y mecanismos de activación: Las lesiones en los isquiotibiales son comunes entre los deportistas, y el bíceps femoral, especialmente su cabeza larga, es el músculo más frecuentemente lesionado en esta categoría. Los síntomas incluyen dolor y rigidez en la parte posterior del muslo, así como una posible disminución de la funcionalidad durante actividades físicas (87, 88).

- Punción seca: Para la punción seca de los PGM del bíceps femoral, el paciente debe estar en decúbito prono con una pequeña almohada debajo de los pies para mantener la rodilla en ligera flexión. Se realiza una palpación plana a lo largo del músculo para identificar los puntos dolorosos y bandas tensas. Una vez localizado el PGM, se recomienda usar una aguja de 0,30 mm x 50 mm, dirigiéndola anteromedialmente desde la parte lateral de la línea media del muslo para minimizar el riesgo de contacto con el nervio ciático (87, 88).

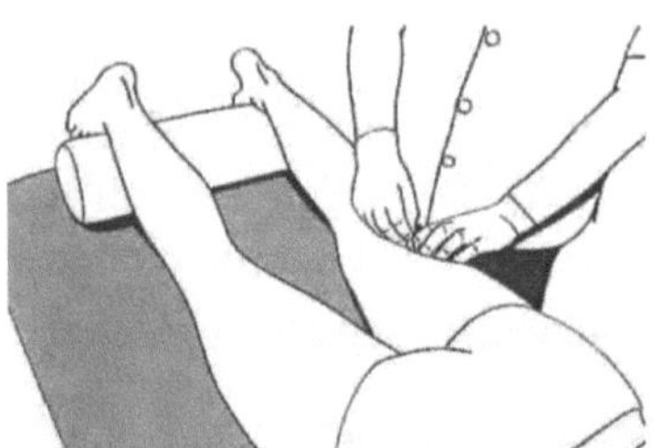
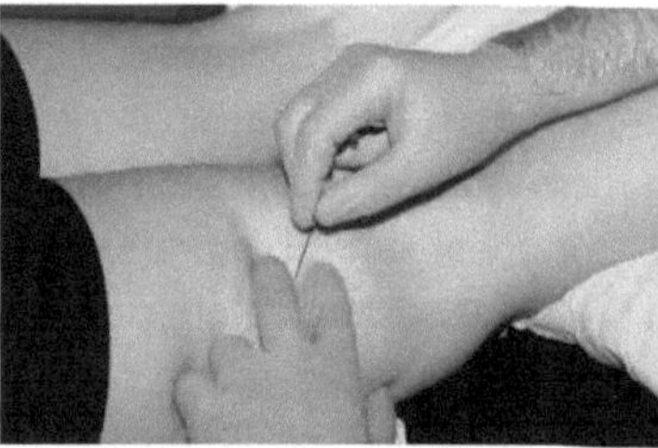

Figura 30. PS en PGM del bíceps femoral (53, 54).

- Peligros y precauciones: El nervio ciático se encuentra entre la tuberosidad isquiática y el trocánter mayor en la parte proximal del muslo, y se desplaza aproximadamente por la línea media del muslo, entre el bíceps femoral y el semimembranoso. Distalmente, los ramos del nervio ciático, así como el nervio tibial y el nervio peroneo, se encuentran entre el semimembranoso y el tendón del bíceps femoral. En el hueco poplíteo, los vasos femorales están situados cerca del nervio ciático. Siguiendo las indicaciones anteriores para la dirección de la aguja, se reduce significativamente el riesgo de contacto con estructuras neurovasculares, pero se deben seguir las precauciones detalladas en el capítulo correspondiente sobre punciones (87, 88).

5.3.10. Pectíneo.

- Localización: Los PGM del pectíneo se encuentran justo por debajo de la rama superior del pubis, accesibles mediante palpación en el espacio entre la vena femoral y el tendón del aductor largo (89).
- Dolor: Provocan un dolor profundo en la ingle, que puede presentarse como dolor agudo o un dolor sordo y continuo. Este dolor a veces se siente como si se originara en la articulación de la cadera (89).
- Irradiación: El dolor puede extenderse por la cara anteromedial del muslo, en su parte superior, y distribuirse sobre la zona de inserción proximal del aductor mayor. Es poco común que el dolor se presente de forma aislada, ya que a menudo está asociado con PGM en otros aductores o en el iliopsoas (89).
- Movilidad: Aunque puede restringir la separación de la cadera, generalmente son otros aductores los que más limitan la movilidad articular (89).
- Mecanismos de activación: Los mecanismos de activación de los PGM del pectíneo son comunes a otros aductores. Esto incluye factores como el uso excesivo, posturas mantenidas o actividades que implican una contracción repetida del músculo. En relación al aductor mayor, se recomienda consultar la información sobre su activación para entender mejor los mecanismos asociados (89).
- Punción Seca: Para la punción seca de los PGM del pectíneo, el paciente debe estar en decúbito supino con la cadera en ligera rotación lateral y la rodilla en extensión. La vía de abordaje se encuentra entre los vasos femorales y el tendón del aductor largo. Se sugiere localizar el sartorio como referencia, y luego palpar las estructuras anatómicas de la región, moviéndose de lateral a medial hasta llegar al pectíneo, que se sitúa lateral al tendón del aductor largo. Es crucial localizar el pulso femoral para evitar punciones accidentales en los vasos femorales. Se explora el músculo mediante palpación plana para localizar bandas tensas y puntos

dolorosos. Una vez identificado el PGM, se utiliza una aguja de 0,25 mm x 40 mm dirigida perpendicularmente a la banda tensa. Sin embargo, debido a la profundidad del músculo, se recomienda usar una aguja más larga, de 50 mm o 60 mm, para alcanzar áreas adyacentes como el aductor corto y la parte superior del aductor mayor (89).

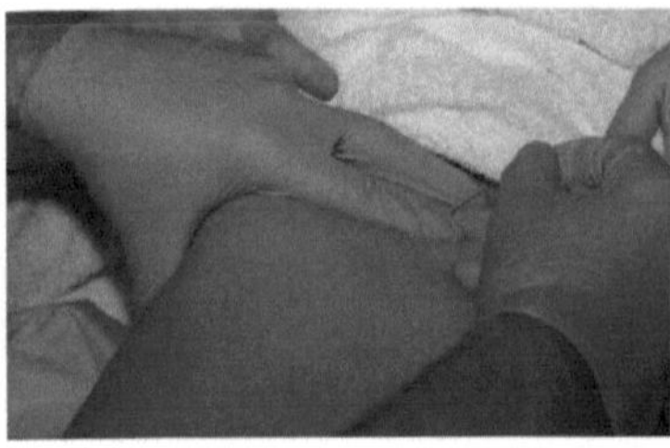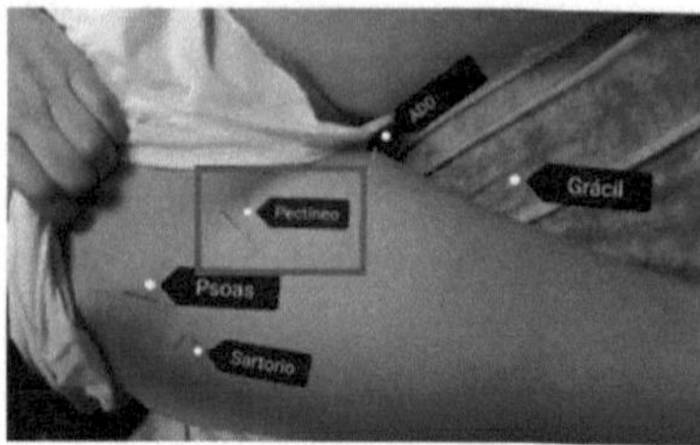

Figura 31. PS en PGM del pectíneo (54).

- Peligros y precauciones (89):
  - Paquete Neurovascular Femoral: El paquete neurovascular femoral se encuentra en la cara medial del muslo, sobre el pectíneo. Antes de realizar la punción, se debe localizar el pulso femoral y mantener al menos un dedo de distancia como medida de seguridad.
  - Riesgos en Punciones Profundas: Si se intenta explorar los aductores corto y mínimo, existe el riesgo de afectar los ramos del nervio obturador y la arteria circunfleja femoral medial, que es una rama de la arteria femoral profunda. Se deben seguir las precauciones establecidas en el capítulo correspondiente para evitar complicaciones.

5.3.11. Aductor mayor.

- Localización: Los PGM del aductor mayor se encuentran en el tercio medio del muslo, justo por encima del cruce del sartorio con el aductor largo, y muy cerca del fémur. Aunque pueden corresponder a la división isquiocondílea del músculo, comúnmente se sitúan en su división lateral (90, 91, 92).
- Dolor referido: Estos PGM pueden provocar dolor que se irradia desde la ingle a lo largo de la cara medial del muslo hasta la rodilla. El patrón de dolor no siempre se manifiesta completamente y frecuentemente se presenta como un dolor profundo en la ingle. Debido a su localización

profunda, a menudo son una causa ignorada de dolor inguinal persistente (90, 91, 92).

- Otras localizaciones: Se han identificado PGM cerca de la inserción proximal del aductor mayor en la tuberosidad isquiática, que pueden causar dolor difuso y mal localizado en la pelvis. Este dolor puede ser agudo y localizarse en áreas como el pubis, la vagina, el recto, la próstata o la vejiga. Este dolor intrapélvico puede confundirse con problemas viscerales, urológicos o ginecológicos, y puede intensificarse durante el acto sexual (90, 91, 92).
- Los PGM del aductor mayor pueden activarse por diversos factores, como (90, 91, 92):
  - Lesiones: Un resbalón o caída inesperada puede provocar una contracción brusca o un sobreestiramiento de los músculos aductores.
  - Actividades deportivas: Ejercicios que requieren una gran apertura de las caderas (como gimnasia, correr, o esquiar) pueden sobrecargar la musculatura aductora.
  - Técnica deficiente: La técnica inadecuada en actividades como el ciclismo, donde la rodilla se desplaza medialmente, puede provocar una sobrecarga de los aductores.
  - Posiciones prolongadas: La sedestación prolongada, especialmente con las piernas cruzadas, provoca un acortamiento mantenido de la musculatura aductora.
  - Calzado: Los zapatos de tacón alto y las dismetrías de las extremidades inferiores también pueden contribuir a la activación de estos PGM.
  - Intervenciones quirúrgicas: La cirugía de cadera puede activar PGM y resultar en dolor posquirúrgico persistente.
  - Condiciones patológicas: La artrosis de la articulación coxofemoral y fracturas del cuello del fémur son causas comunes de activación de PGM en esta área.
- Síntomas: El dolor se presenta como un dolor medial en el muslo e intrapélvico profundo, con frecuencia acompañado de tensión y debilidad en los músculos aductores. Es común que los pacientes tengan dificultad para encontrar una posición cómoda para dormir (90, 91, 92).
- Punción seca: Para tratar los PGM del aductor mayor, el paciente debe estar en decúbito lateral homolateral, con la cadera y la rodilla del lado

afectado flexionadas. Se localiza el PGM en el tercio medio del aductor mayor, que está por encima del sartorio, dorsal respecto al aductor largo y cubierto por el grácil. Se debe palpar con el pulgar lo más plano posible para identificar un punto doloroso a la presión. Se utiliza una aguja de 0,30 mm x 75 mm (o 60 mm en músculos delgados) dirigida hacia el fémur, atravesando el grácil en la superficie. La aguja puede ser ligeramente inclinada hacia atrás para explorar la porción dorsal del músculo, pero se debe evitar dirigirla en exceso en esa dirección para no contactar con el nervio ciático. Para tratar PGM más proximales, se utiliza la tuberosidad isquiática como referencia, palpando la parte proximal del aductor mayor y dirigiendo una aguja de 0,30 mm x 50 mm hacia los puntos sensibles. Este procedimiento también se puede realizar en decúbito prono (90, 91, 92).

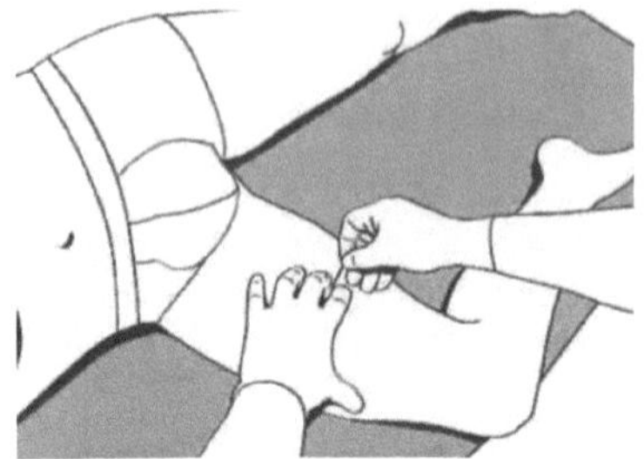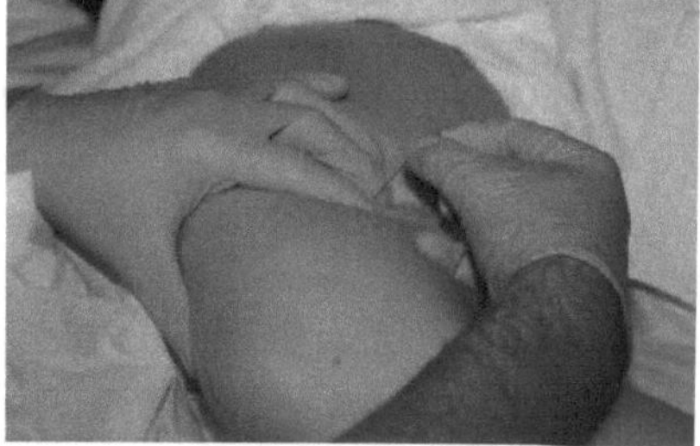

Figura 32. PS en PGM del aductor mayor (53, 54).

- Peligros y precauciones: Durante la punción de los PGM centrales del aductor mayor, es crucial evitar angulaciones excesivas de la aguja en dirección dorsal para prevenir el contacto accidental con el nervio ciático (90, 91, 92).

5.3.12.   Aductor largo y corto.

- Localización: Los PGM de los aductores largo y corto suelen encontrarse en su porción más proximal. Dado que el aductor largo cubre al corto, la palpación del aductor corto debe realizarse a través del aductor largo.
- Dolor referido: No se ha establecido una distinción clara entre los patrones de dolor referido de ambos músculos. Sin embargo, se reconoce que los PGM de estos músculos son una de las causas más frecuentes de dolor inguinal. El dolor se siente profundo dentro de la ingle y puede extenderse hacia la cara anteromedial del muslo y la

pierna. La experiencia clínica respalda que el dolor inguinal es un componente esencial del dolor referido de estos PGM. Además, estos puntos gatillo pueden restringir la movilidad de la cadera (90, 91, 92).

- Otras manifestaciones: Los PGM pueden referir dolor en la parte superior y anteromedial de la rodilla, así como asociarse a PGM del vasto medial en casos de dolor anterior de la rodilla o síndrome de dolor femoropatelar. El dolor puede extenderse hacia abajo por la cara anteromedial de la tibia (90, 91, 92).
- Síntomas: En reposo, el dolor tiende a desaparecer, pero puede haber limitación en la abducción de la cadera y rotación lateral (90, 91, 92).
- Los mecanismos de activación de los PGM de los aductores largo y corto son similares a los de otros aductores y están descritos en el apartado correspondiente al aductor mayor. Generalmente, incluyen (90, 91, 92):
  - Traumas o Lesiones: Caídas o sobrecargas pueden activar estos puntos gatillo.
  - Movimientos Repetitivos: Actividades que exigen movimientos repetitivos de aducción o rotación pueden contribuir a la activación.
  - Posiciones Prolongadas: Estar en posturas que favorezcan la contracción de estos músculos puede provocar su activación.
- Síntomas: Dolor profundo en la ingle y en su área proximal, dolor en la rodilla y por encima de ella, restricción de la abducción de la cadera, y debilidad. Los músculos relacionados incluyen los aductores, los abductores y el iliopsoas (90, 91, 92).
- Punción seca: Para explorar el aductor largo en busca de bandas tensas, el paciente debe estar en decúbito supino con la cadera y la rodilla flexionadas y el pie apoyado en la camilla. El fisioterapeuta se coloca en una posición homolateral respecto al muslo que se va a tratar y deja caer la rodilla del paciente sobre su abdomen. La pierna del paciente debe estar relajada en flexión de cadera con ligera abducción. Se localiza el tendón de este músculo y se explora a lo largo de su recorrido mediante palpación plana, moviendo los dedos en dirección anteroposterior para identificar bandas tensas con puntos dolorosos. Se utiliza una aguja de 0,25 mm x 40 mm perpendicular al punto más doloroso de la banda tensa localizada, dirigiendo hacia el fémur. Si se palpa en pinza, se dirige la aguja en dirección anteroposterior hacia los dedos. Colocando al paciente de manera cómoda, con la cadera en posición neutra, se puede realizar la punción simultánea de los aductores largo y corto, localizando

sus PGM mediante palpación plana e insertando una aguja de 0,30 mm x 50 mm perpendicular al aductor largo, en dirección anteroposterior. Esta técnica es útil para abordar ambos músculos al mismo tiempo (90, 91, 92).

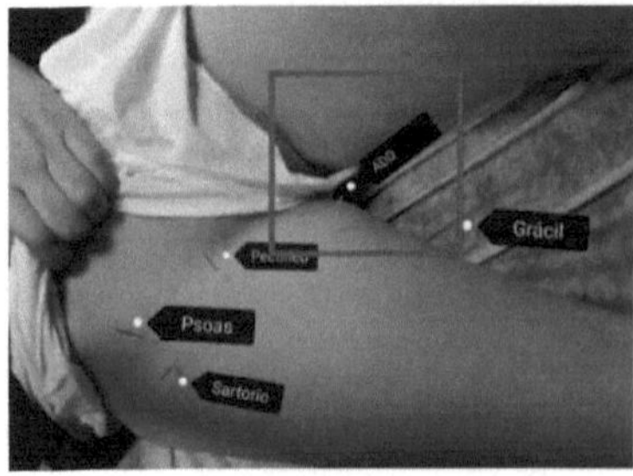

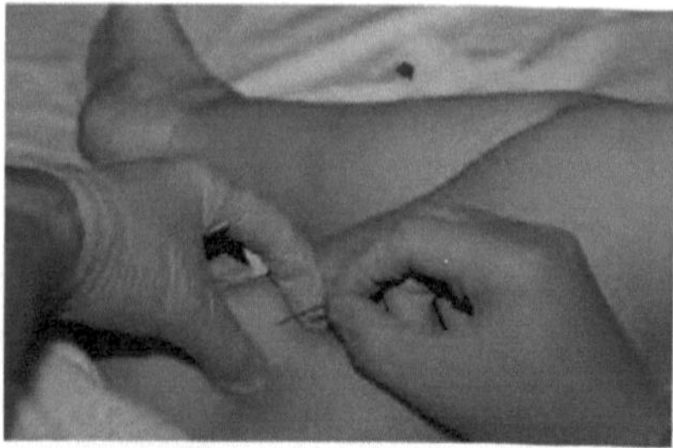

Figura 33. PS en PGM del aductor largo y corto (54).

- Peligros y precauciones: El paquete neurovascular femoral se encuentra en la cara medial del muslo, sobre el músculo pectíneo. Antes de realizar la punción de cualquier músculo en esta región, se debe localizar el pulso femoral y mantener una distancia de al menos un dedo como seguridad al puncionar los aductores. La aguja nunca debe dirigirse hacia el pulso femoral durante la punción del pectíneo ni de los aductores largo y corto para evitar lesiones (90, 91, 92).

5.3.13. Grácil.

- Localización: Los PGM del grácil pueden encontrarse en cualquier parte del músculo, aunque se localizan comúnmente en su mitad proximal (90, 91, 92).
- Dolor referido: A diferencia de otros músculos, el dolor es local y no se refiere a distancia. Se describe como un dolor punzante y ardiente debajo de la piel, aunque también puede manifestarse como un dolor más difuso. Este dolor puede ser constante, incluso en reposo, aunque la marcha suele aliviarlo (90, 91, 92).
- Los mecanismos de activación de los PGM del grácil son similares a los de otros aductores, incluyendo (90, 91, 92):
  - Trauma Directo: Lesiones o caídas que afecten la región del muslo.
  - Movimientos Repetitivos: Actividades que impliquen aducción o movimientos repetitivos de la cadera.

- **Posturas Prolongadas:** Estar en posiciones que favorezcan la contracción del músculo grácil puede activar los PGM.
- Síntomas: El dolor es superficial y local, lo que significa que no se siente en áreas distantes. Esto puede dificultar la identificación de la fuente del dolor en algunos casos (90, 91, 92).
- Músculos relacionados: Los aductores y el iliopsoas (90, 91, 92).
- Punción seca: El paciente debe estar en decúbito supino con la cadera flexionada y el pie apoyado en la camilla. El músculo grácil se localiza inmediatamente posterior al aductor largo y puede ser palpado fácilmente en pinza. Distalmente, el grácil se sitúa por delante del semitendinoso, donde también se puede palpar en pinza. Se busca un punto doloroso a la presión dentro de la zona donde el paciente siente dolor para identificar un PGM. Se utiliza una aguja de 0,25 mm x 40 mm, dirigiéndola en dirección anteroposterior hacia los dedos que están situados al otro lado de la pinza (90, 91, 92).

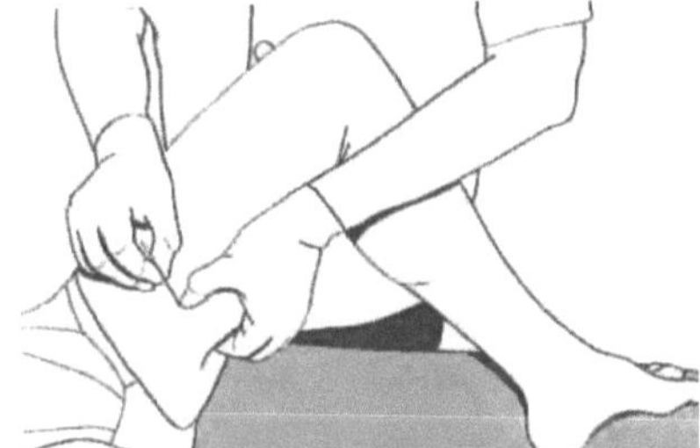
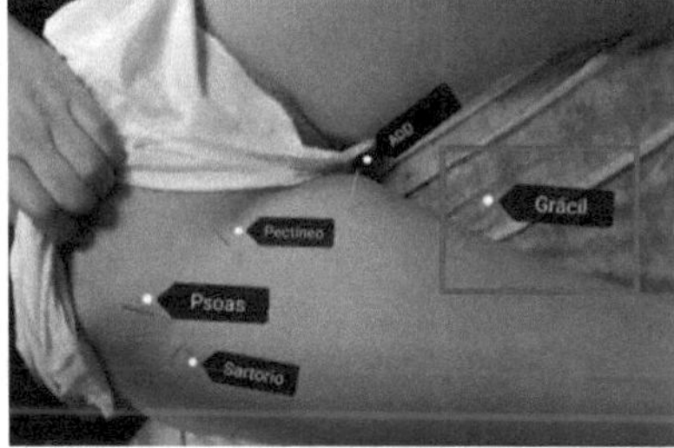

Figura 34. PS en PGM del aductor grácil (53).

- Peligros y precauciones: No se describen recomendaciones especiales o peligros destacados en la punción del grácil. Sin embargo, es fundamental seguir las medidas generales de asepsia y desinfección al realizar cualquier procedimiento de punción (90, 91, 92).

5.3.14.   Punción de otras estructuras (PGNM).

En todos los casos mencionados, se deben extremar las medidas de asepsia y desinfección, especialmente debido al riesgo de que la aguja pueda contactar con la cápsula articular y entrar en la circulación. Esto es crucial para prevenir complicaciones relacionadas con infecciones o daño vascular (93, 94, 95, 96, 97, 98):

- Ligamento colateral peroneo: Se describe un PGM ligamentoso en este ligamento, que refiere dolor hacia la parte lateral de la rodilla. Se puede tratar mediante punción superficial, profunda o electropunción seca.
- Ligamentos colaterales de la rodilla: Baldry menciona PG en las inserciones proximales y distales de estos ligamentos, sugiriendo su desactivación mediante punción seca (PS).
- Almohadilla grasa infrapatelar (Grasa de Hoffa): PG pueden encontrarse en esta estructura, recomendándose su tratamiento mediante PS superficial.
- Cintura iliotibial: PG a lo largo de la cara lateral del muslo pueden ser tratados con PS. Baldry sugiere PS superficial, mientras que Gunn recomienda PS profunda local.

5.4. PS para musculatura de la pierna y el pie.

5.4.1. Poplíteo.

- Localización: Los PGM centrales del músculo poplíteo son inaccesibles a la palpación. Sin embargo, la palpación de un PGM insercional en la cara posteromedial de la tibia puede indicar la presencia del PGM central (99, 100).
- Dolor referido: Se localiza principalmente en la parte posterior de la rodilla. Sin embargo, según la experiencia clínica de los autores, se observan variaciones que incluyen dolor en la parte posteromedial de la tibia y en la cara anteromedial, dirigiéndose hacia la zona de la pata de ganso (99, 100).
- Síntomas (99, 100):
  - Dificultad para mover la rodilla: Los pacientes suelen quejarse de dificultad para extender completamente la rodilla durante la fase de balanceo (rigidez) o para flexionarla al ponerse en cuclillas.
  - Rigidez: Esta rigidez puede manifestarse al levantarse de la cama por la mañana o al levantarse de una silla después de estar sentado por un tiempo.
  - Dolor al bajar cuestas: El dolor asociado a los PGM del músculo poplíteo se intensifica al bajar cuestas y al usar tacones. Generalmente, no se presenta dolor en reposo.
- Mecanismos de activación (99, 100):
  - Sobrecarga excéntrica: El mecanismo más común de activación de los PGM en el músculo poplíteo es la sobrecarga excéntrica que ocurre

debido a la rotación interna del fémur sobre la tibia en cadena cerrada.

- **Problemas articulares:** Otros mecanismos indirectos incluyen problemas en la articulación de la rodilla, como meniscopatías, hidroartrosis y artrosis.
- Músculos relacionados: Los músculos más importantes que pueden influir incluyen el bíceps femoral, el vasto lateral del cuádriceps y los gastrocnemios (99, 100).
- Punción seca: El paciente debe estar en decúbito lateral sobre el lado afectado, con la cadera y la rodilla flexionadas a 90°. Se palpó el músculo justo detrás del tercio proximal de la tibia, desplazando lateralmente el gastrocnemio medial para encontrar un PGM insercional correspondiente al músculo poplíteo. Se recomienda una aguja de 0,25 mm x 40 mm o, más comúnmente, de 0,30 mm x 50 mm. La punción se inicia dirigiendo la aguja hacia la parte posterior de la tibia Después, se busca el PGM central dirigiendo la aguja lateralmente con una ligera inclinación anterocraneal, manteniéndola cerca de la cara posterior de la tibia o incluso contactando con el hueso (99, 100).

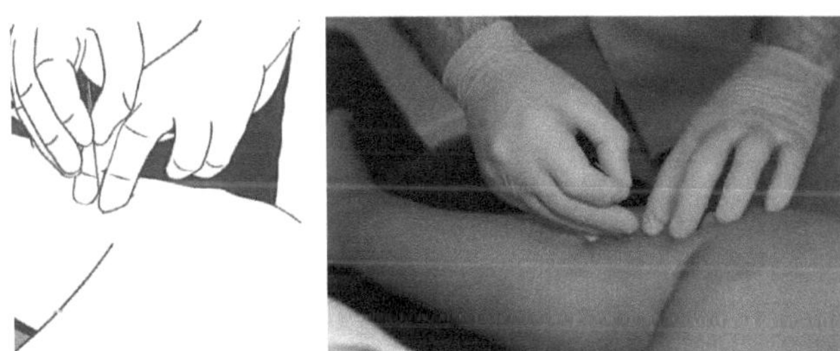

Figura 35. PS en PGM del poplíteo (53, 54).

- Peligros y precauciones (99, 100):
  - Evitar punción del paquete neurovascular: Es crucial evitar la punción accidental del paquete neurovascular que se encuentra en la línea media de la cara posterior de la pierna, justo detrás del músculo poplíteo.
  - Normas generales: Además de seguir las normas generales descritas para estas situaciones, se debe mantener la aguja muy próxima a la cara posterior de la tibia, utilizando el contacto con el hueso como referencia.

- Ramos del nervio safena: Algunos ramos del nervio safena pueden estar presentes superficialmente en la zona de inserción de la aguja. Si la aguja contacta con un nervio, el paciente podría experimentar una sensación eléctrica superficial sobre la cara interna de la pierna. En este caso, se debe retirar la aguja y reinserirla a unos milímetros de distancia.

5.4.2. Gastrocnemio.

- Los PGM en el músculo gastrocnemio generalmente producen dolor localizado, aunque se pueden presentar patrones más amplios que afectan la cara posterior del miembro inferior. Los PGM en la cabeza medial tienden a reflejar dolor en la planta del pie, especialmente en la zona del arco plantar interno, y a veces el dolor se extiende al hueco poplíteo y a la cara posterior de la pierna y el tobillo. Además de dolor, los pacientes pueden experimentar calambres en la pantorrilla, particularmente con PGM en la zona central de ambas cabezas. También se ha notado que el dolor en la parte posterior de la rodilla se intensifica al caminar por superficies inclinadas. La presencia de PGM en el gastrocnemio ha demostrado tener una relación directa con la claudicación intermitente y se ha observado que el tratamiento de estos puntos gatillo puede mejorar los síntomas sin necesidad de cambios circulatorios (99, 100).
- Síntomas clínicos: Dolor localizado y posterior en la rodilla al andar por superficies inclinadas. Calambres en la pantorrilla (99, 100).
- Mecanismos de activación: El mecanismo directo más común de activación de PGM en el gastrocnemio es la sobrecarga mecánica, ya sea por andar o correr cuesta arriba, o por actividades que requieran una flexión plantar potente con la rodilla flexionada. Otros factores como la inmovilización prolongada y problemas articulares en la rodilla y el tobillo también pueden contribuir a su activación (99, 100).
- Punción seca (99, 100):
  - Músculo Poplíteo: El paciente debe estar en decúbito lateral con la cadera y la rodilla flexionadas a 90º. Se palpa el músculo detrás del tercio proximal de la tibia y se busca el PGM insercional. Se recomienda utilizar una aguja de 0,25 mm x 40 mm o de 0,30 mm x 50 mm, iniciando el tratamiento en el PGM insercional y luego buscando el PGM central.

- Músculo Gastrocnemio: El paciente debe estar en decúbito prono, manteniendo la rodilla en semi-flexión. Los PGM se pueden localizar mediante palpación y se puede realizar la punción con agujas de diferentes calibres según la localización del PGM.

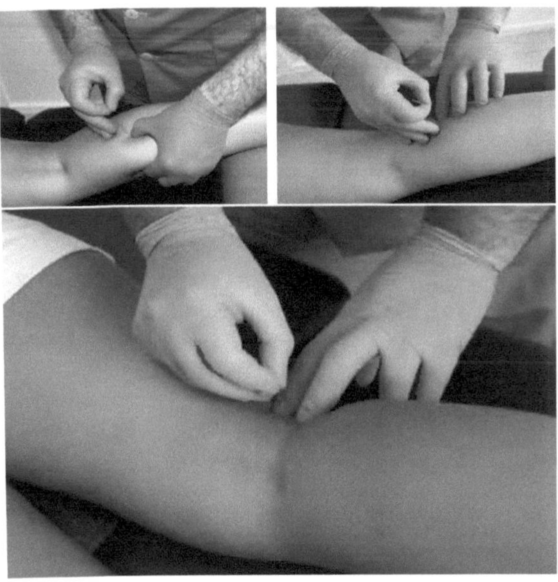

Figura 36. PS en PGM del gastrocnemio (cabeza medial, lateral y cabeza lateral parte proximal) (54).

- Peligros y precauciones (99, 100):
  - Músculo Poplítco: Se debe evitar la punción accidental del paquete neurovascular, que se encuentra en la línea media de la cara posterior de la pierna. Es importante mantener la aguja próxima a la cara posterior de la tibia y utilizar el contacto con el hueso como referencia.
  - Músculo Gastrocnemio: El nervio ciático se divide en los nervios tibial y peroneo común en la parte posterior del muslo. La anatomía cercana hace que los PGM en las porciones más proximales del gastrocnemio estén próximos al paquete neurovascular, lo que requiere una palpación cuidadosa.

5.4.3. Plantar.

- Puntos gatillo y dolor referido: El dolor referido más común de los puntos gatillo miofasciales (PGM) en el músculo plantar se localiza principalmente en la parte posterior de la rodilla. También puede extenderse hacia abajo hasta la mitad de la pantorrilla. A veces el dolor puede irradiarse hacia la planta del pie y la base del dedo gordo, aunque no está claro si esta extensión se debe a un PGM del músculo plantar o a uno en la cabeza lateral del gastrocnemio (99, 100).
- Punción seca: Debido a que el músculo plantar está cubierto por la cabeza lateral del gastrocnemio, la técnica de punción seca es la misma que la utilizada para esa parte del músculo gastrocnemio (99, 100).
- Peligros y precauciones: Es importante evitar la punción de los vasos poplíteos y los nervios tibial y peroneo. Para ello, se deben seguir las mismas precauciones indicadas para la punción seca de las zonas proximales del gastrocnemio y ser cuidadosos con la proximidad de estructuras neurovasculares y articulares (99, 100).

5.4.4. Sóleo.

- Los PGM en el músculo sóleo se ubican principalmente en su parte medial y lateral, y pueden causar diferentes tipos de dolor referido. Los PGM más comunes se localizan en la parte medial, provocando dolor en el tendón de Aquiles y el talón, similar a una fascitis plantar o espolón calcáneo. Los PGM en la parte lateral y superior pueden causar dolor profundo en la pantorrilla, que puede confundirse con tromboflebitis. También se ha observado dolor referido a la articulación sacroilíaca, el talón e incluso, en casos excepcionales, a la mandíbula (99, 100).
- El dolor causado por los PGM del sóleo se asocia con dificultades al caminar, especialmente al subir escaleras o cuestas, y a veces se acompaña de edema en el pie o tobillo debido a la alteración del bombeo venoso. Estos PGM también pueden limitar la flexión dorsal del tobillo y debilitar el reflejo aquíleo (99, 100).
- A menudo, se activan por sobrecargas agudas o crónicas, como correr o resbalones, y pueden estar relacionados con otros músculos como el glúteo menor o los isquiotibiales (99, 100).
- Punción seca: Para tratar estos PGM mediante punción seca, se utilizan agujas de 0,30 mm x 40 mm. El paciente puede estar en decúbito prono o lateral, dependiendo de la ubicación del PGM. La técnica consiste en

palpar el músculo con una pinza y gular la aguja entre los dedos que fijan el PGM. Se deben tomar precauciones especiales para evitar dañar el nervio tibial y las arterias o venas tibiales, especialmente al tratar los PGM en la zona medial del sóleo (99, 100).

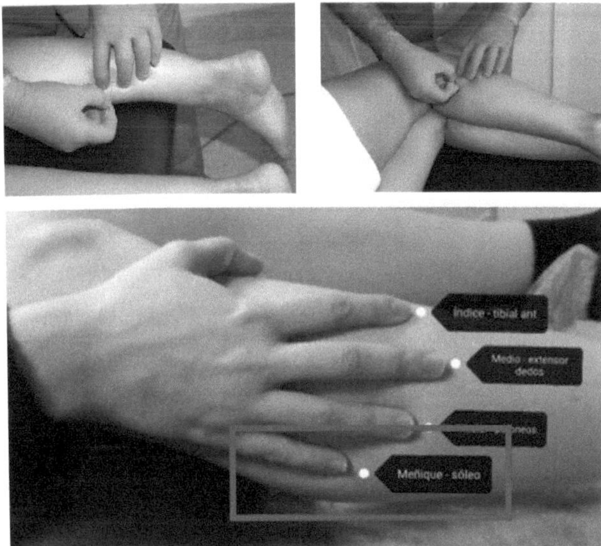

Figura 37. PS en PGM del sóleo (54).

5.4.5. Flexor largo de los dedos.

- Los PGM en el músculo flexor largo de los dedos suelen provocar un dolor referido en la parte media de la planta del pie, especialmente en la zona proximal a los dedos trifalángicos. Este dolor puede incluir la parte medial del tobillo y la pantorrilla, pero raramente afecta el talón. Los PGM en este músculo pueden estar relacionados con diagnósticos como la fascitis plantar y dolor residual tras un esguince de tobillo. Aunque los calambres en los dedos suelen estar más asociados a los flexores intrínsecos, en algunos casos los PGM del flexor largo de los dedos también pueden desencadenarlos. Las personas afectadas suelen experimentar dolor en la planta del pie y los dedos al caminar, lo que puede llevar al uso de plantillas ortopédicas (101, 102).
- Estos PGM se activan por sobrecargas agudas o crónicas, como correr, especialmente si hay hiperpronación del pie. El uso de calzado

inadecuado, especialmente con suelas rígidas, puede perpetuar estos PGM (101, 102).

- Punción seca: Para realizar la punción seca, el paciente se coloca en decúbito lateral con la cadera y la rodilla flexionadas a 90º. El punto gatillo se localiza mediante palpación plana en la parte posteromedial de la tibia, apartando los músculos sóleo y gastrocnemio medial. Una vez localizado el PGM, se inserta una aguja de 0,25 mm x 40 mm en dirección anterolateral, manteniéndola cercana o en contacto con la cara posterior de la tibia como referencia (101, 102).

- Peligros y precauciones: Es importante evitar tocar el paquete neurovascular (nervio tibial y vasos tibiales posteriores y peroneos), que se encuentra lateral al músculo. Para evitar complicaciones, se recomienda usar la cara posterior de la tibia como referencia, manteniendo la aguja próxima a esta estructura (101, 102).

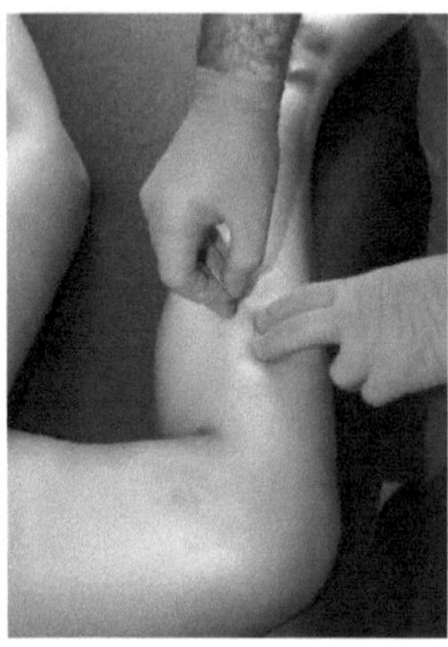

Figura 38. PS en PGM del flexor largo de los dedos (54).

5.4.6. Tibial posterior.

- Los PGM en el músculo tibial posterior pueden localizarse en distintas alturas a lo largo del músculo, y el patrón de dolor referido afecta principalmente el tendón de Aquiles, la parte posterior del talón y toda la planta del pie, extendiéndose ocasionalmente hasta los dedos y la parte central de la pantorrilla. Los pacientes con PGM activos en este músculo suelen experimentar dolor al caminar o correr, especialmente sobre superficies irregulares, siendo este uno de los principales mecanismos activadores. El uso de calzado inadecuado y la hiperpronación del pie también contribuyen a la activación de estos puntos (101, 102).

- Punción seca: Para realizar la punción seca en el músculo tibial posterior, se recomienda una técnica similar a la empleada en el flexor largo de los dedos, con algunas variaciones en cuanto a la profundidad y el tamaño de la aguja. La palpación directa de los PGM es imposible debido a la profundidad del músculo, por lo que se realiza una presión posterior a través de los músculos de la pantorrilla para localizar el área dolorosa. La aguja se introduce desde la cara medial de la tibia en dirección anterolateral, asegurándose de mantenerla próxima a la tibia como referencia. En casos menos recomendables, existe una técnica alternativa en la que la aguja se inserta desde la parte anterior de la pierna en dirección anteroposterior, atravesando el músculo tibial anterior y la membrana interósea. Sin embargo, esta técnica es menos eficaz desde un punto de vista terapéutico (101, 102).

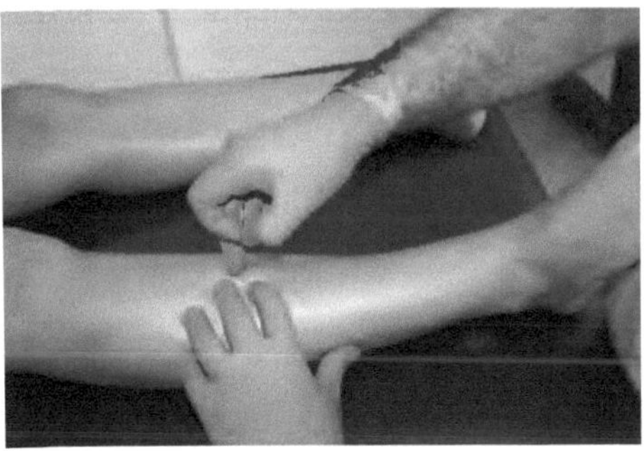

Figura 39. PS en PGM del tibial posterior desde la parte anterior de la pierna (54).

- Peligros y precauciones: En ambas técnicas, existe el riesgo de afectar estructuras neurovasculares como los vasos tibiales posteriores y el nervio tibial. También puede haber riesgo de dañar el nervio peroneo profundo si la aguja se introduce demasiado profundamente y atraviesa la membrana interósea. Para minimizar estos riesgos, se debe mantener la aguja lo más próxima posible a la tibia (101, 102).

5.4.7. Flexor largo del dedo gordo.

- Los PGM en el flexor largo del dedo gordo refieren dolor principalmente hacia la superficie plantar del dedo gordo y la cabeza del primer metatarsiano. El dolor suele estar relacionado con la marcha y la carrera, especialmente sobre superficies irregulares. Estos PGM también podrían ser responsables de los calambres en el músculo y, en algunos casos, agravar el hallux valgus (juanete) al acentuar el valgo de la articulación metatarsofalángica (103, 104).

- Punción seca: Para realizar la punción seca en el flexor largo del dedo gordo, el paciente debe colocarse en decúbito prono con el pie por fuera de la camilla. El fisioterapeuta se sitúa a los pies del paciente y busca el punto más sensible mediante palpación plana profunda, en dirección hacia la superficie posterior del peroné, a la altura o justo por encima y por debajo de la unión de sus tercios medio y distal. Una vez localizada el área hiperalgésica, se inserta una aguja de 0,30 mm x 40 mm (o más larga, dependiendo del grosor de la pantorrilla), dirigida hacia el peroné de manera anterior y ligeramente lateral. Aunque no es obligatorio, se recomienda hacer contacto con el peroné para confirmar la correcta profundidad y dirección de la aguja durante la exploración y tratamiento del PGM (103, 104).

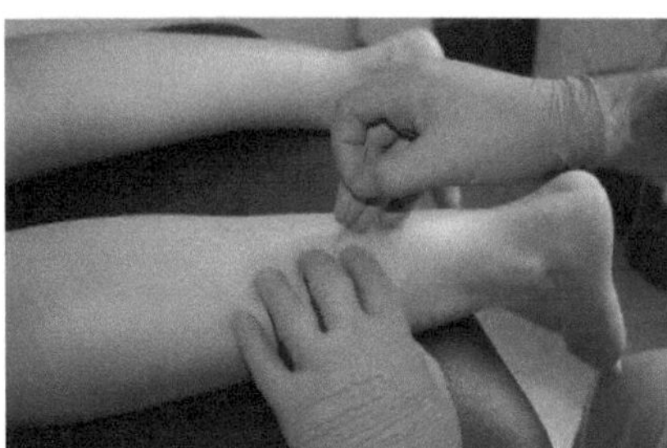

Figura 40. PS en PGM del flexor largo del dedo gordo (54).

- Peligros y precauciones: La arteria y las venas peroneas están parcialmente cubiertas por el músculo flexor largo del dedo gordo, lo que aumenta el riesgo de atravesar estas estructuras vasculares durante la punción. Para minimizar este riesgo, se recomienda dirigir la aguja ligeramente más lateral y evitar la parte más medial del peroné. Si el paciente experimenta una sensación de pinchazo o ardor antes de contactar con el hueso, es una señal de advertencia de que la aguja podría estar cerca de los vasos, lo que requiere un ajuste en la dirección de la aguja y la aplicación de presión hemostática adecuada después del procedimiento (103, 104).

5.4.8. Tibial anterior.

- Los PGM del tibial anterior refieren dolor principalmente en la zona donde el tendón cruza la cara anteromedial del tobillo y hacia el dedo gordo del pie. Ocasionalmente, el dolor se irradia hacia la espinilla y la superficie anteromedial del pie. En algunos casos, puede presentarse dolor en la inserción proximal del músculo, en el cóndilo lateral de la tibia, sin que sea claro si se trata de dolor referido o de un PGM en esa zona (103, 104).
- El paciente con PGM en el tibial anterior puede experimentar debilidad en el tobillo, lo que le provoca tropiezos frecuentes. A pesar de la sobrecarga que este músculo puede experimentar, es raro que se reporte dolor nocturno debido a estos PGM (103, 104).
- Mecanismos de activación: Entre los mecanismos de activación directa de los PGM del tibial anterior se encuentran las sobrecargas agudas, como el estiramiento excesivo durante una flexión plantar forzada o una sobrecarga excéntrica por un tropiezo. La sobrecarga crónica por caminar o correr cuesta arriba, o incluso tocar el bombo de una batería, también pueden desencadenar PGM en este músculo. Sin embargo, el acortamiento de los músculos antagonistas en la pantorrilla parece ser una causa frecuente para la activación y persistencia de estos PGM, lo que hace esencial tratar estos antagonistas (103, 104).
- Punción seca: El paciente se coloca en decúbito supino, mientras el fisioterapeuta se sienta al lado que va a tratar. El PGM se localiza mediante palpación plana, y se atraviesa con una aguja de 0,25 mm x 40 mm dirigida medialmente hasta contactar con la tibia, que sirve como referencia. Los PGM en este músculo suelen encontrarse de manera superficial, en la ubicación periférica de las placas motoras (103, 104).

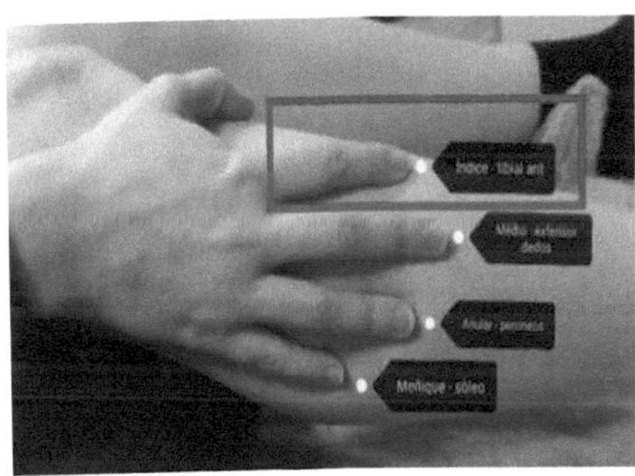
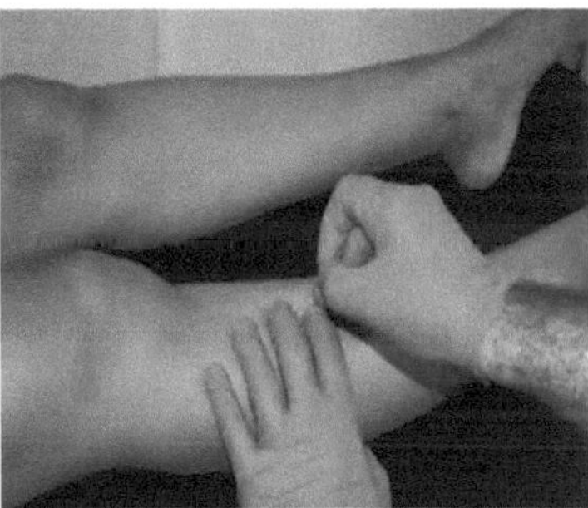

Figura 41. Referencia y PS en PGM del tibial anterior (54).

- Peligros y precauciones: El paquete neurovascular (arteria y vena tibiales anteriores, y el nervio peroneo profundo) discurre justo por detrás del tibial anterior. Para evitar dañar estas estructuras, es crucial dirigir la aguja medialmente hacia la tibia. Existe el riesgo de desarrollar un síndrome compartimental anterior por un sangrado excesivo, especialmente en pacientes con coagulopatías o que toman anticoagulantes. En estos casos, además de considerar la contraindicación de la punción seca, es recomendable usar agujas delgadas, limitar el uso de técnicas agresivas (como las de múltiples inserciones), y ser cuidadoso con la isquemia durante el tratamiento y la hemostasia posterior (103, 104).

5.4.9. Peroneo largo y corto.

- Los PGM de los músculos peroneo largo y peroneo corto proyectan dolor en la región del maléolo lateral (tanto por encima, detrás y por debajo de este) y a lo largo de la cara lateral del pie. Los PGM del peroneo largo también pueden referir dolor a lo largo de la cara lateral de la pierna.
- Síntomas y mecanismos de activación: Los pacientes con PGM en estos músculos suelen presentar debilidad en los tobillos y una tendencia a sufrir esguinces y torceduras, o incluso fracturas. Estas lesiones pueden generar inmovilización, lo que contribuye a la perpetuación de los PGM. Los dos principales mecanismos de activación de los PGM en los peroneos son (103, 104):
  • Sobrecarga excéntrica aguda: causada por un mecanismo de inversión forzada del tobillo.
  • Sobrecarga crónica: resultado de desequilibrios estáticos o dinámicos del pie, como la hiperpronación.
- Los PGM en los músculos peroneos son responsables del dolor persistente en el maléolo lateral tras esguinces o fracturas, y su tratamiento puede mejorar la inestabilidad concurrente y facilitar la reeducación propioceptiva. Además, desequilibrios en el pie, como el pie plano, pueden activar o perpetuar PGM en los peroneos, lo que sugiere la necesidad de evaluación podológica para corregir estos problemas con plantillas. También se ha descrito la posibilidad de que los PGM del peroneo largo puedan atrapar el nervio peroneo común, lo que puede provocar debilidad en los músculos de los compartimentos anterior y lateral de la pierna, y pérdida de sensibilidad en el dorso del pie (103, 104).

- Punción seca: La punción seca de ambos músculos peroneos se realiza de manera similar, con las variaciones propias de su ubicación anatómica. Para localizar los PGM, se utiliza la palpación plana contra el peroné subyacente, y se inserta una aguja de 0,25 mm x 40 mm en dirección lateromedial, hacia el hueso. La mejor posición para realizar la punción es en decúbito contralateral, con la cadera y la rodilla flexionadas a unos 90 grados, lo que facilita la manipulación de la aguja por parte del fisioterapeuta (103, 104).

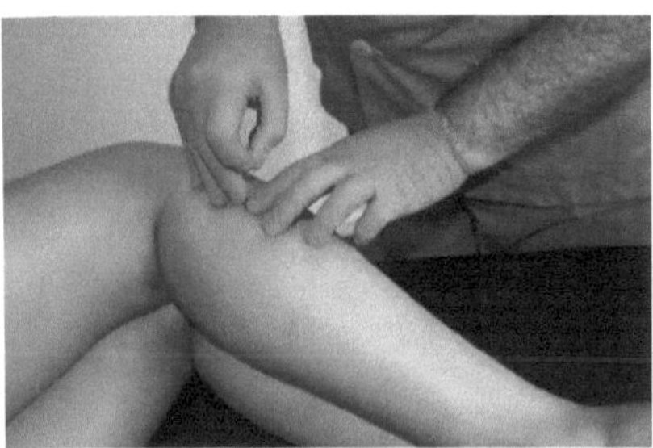

Figura 41. Peroneo largo (54).

- Peligros y precauciones: En el tercio proximal del músculo peroneo largo, existe el riesgo de punción accidental del nervio peroneo común, que pasa por debajo del músculo en ese nivel. Al puncionar el músculo peroneo corto, debe evitarse una dirección demasiado anterior de la aguja para no lesionar el nervio peroneo superficial, que discurre entre los músculos peroneo corto y tercer peroneo (103, 104).

5.4.10.   Tercer peroneo.

- El patrón de dolor referido de los puntos gatillo miofasciales (PGM) del músculo tercer peroneo se proyecta principalmente hacia la cara anterolateral del tobillo y, en ocasiones, hacia la superficie lateral del talón. Los PGM en este músculo también pueden contribuir a una sensación de debilidad en el tobillo, similar a la causada por los PGM en los otros dos peroneos (largo y corto) (103, 104).
- Mecanismos de activación: El tercer peroneo comparte algunos mecanismos de activación con los peroneos largo y corto. Sin embargo, sus PGM pueden activarse directamente debido a sobrecargas o sobreestiramientos producidos por maniobras de inversión forzada combinadas con flexión plantar del tobillo, como ocurre en actividades

como el senderismo y ciertos deportes que implican movimientos repetitivos de tobillo en esa posición (103, 104).

- Punción seca: La identificación de bandas tensas y la provocación de respuestas de espasmo local (REL) en este músculo es difícil mediante palpación. Para localizar los PGM, el paciente se coloca en decúbito supino y se le solicita una flexión dorsal del tobillo combinada con eversión y extensión de los dedos del pie. Esto permite visualizar o palpar el tendón del músculo. Posteriormente, se busca la hiperalgesia en la zona anterolateral del tercio distal de la pierna, presionando hacia el peroné. Una vez identificado el PGM, se inserta una aguja de 0,25 mm x 40 mm en dirección anteroposterior con un ligero sesgo lateral, buscando el contacto con el peroné para confirmar la correcta ubicación (103, 104).

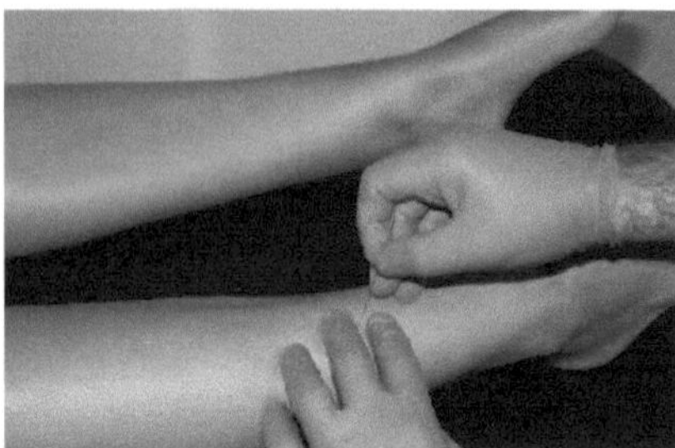

Figura 42. Tercer peroneo (54).

- Peligros y precauciones: Existe el riesgo de una punción accidental del nervio peroneo superficial, que discurre entre el tercer peroneo y el peroneo corto. Para evitarlo, es importante no dirigir la aguja de manera excesivamente lateral, ya que esto aumenta la posibilidad de contactar con el nervio. Se debe asegurar que la aguja alcance el peroné para minimizar este riesgo (103, 104).

5.4.11. Extensor largo de los dedos.

- Los PGM del extensor largo de los dedos pueden encontrarse a diferentes alturas en la pierna y suelen proyectar su dolor hacia el dorso del pie y de los dedos, alcanzando a veces hasta casi la mitad de la pierna por encima y hasta las puntas de los dedos segundo a cuarto por debajo. Los síntomas dolorosos asociados pueden incluir una sensación de debilidad en la dorsiflexión del tobillo, lo que afecta el control de la caída del pie durante la marcha. Esta debilidad puede ser especialmente intensa si los PGM provocan un atrapamiento del nervio peroneo profundo, que puede causar una neuroapraxia, afectando la fuerza de los músculos que inerva, como el tibial anterior, el extensor largo de los dedos, el extensor largo del dedo gordo y el tercer peroneo. En muchos casos, los efectos de esta neuroapraxia pueden desaparecer en pocos minutos tras el tratamiento de los PGM del extensor largo de los dedos (101, 102, 103, 104).

- Los mecanismos de activación más comunes de los PGM en el extensor largo de los dedos incluyen (101, 102, 103, 104):
  - Sobrecargas agudas: causadas por tropiezos, caídas, torceduras de tobillo con flexión plantar, flexión de los dedos e inversión.
  - Sobrecargas crónicas: que pueden resultar del acortamiento o estiramiento mantenido del músculo. Ejemplos incluyen el uso prolongado de pedales de coche, el uso de tacones altos o ciertos hábitos de sedestación con los pies en flexión bajo la silla.
  - Además, mecanismos indirectos, como una radiculopatía lumbar o la presencia de PGM latentes en los músculos flexores plantares, pueden ser factores importantes en el desarrollo y perpetuación de PGM en este músculo.

- Clínica (101, 102, 103, 104):
  - Dolor: en el dorso del pie y de los dedos.
  - Debilidad: en la dorsiflexión del tobillo.
  - Calambres: nocturnos en el músculo.
  - Músculos relacionados: flexores plantares.

La técnica de punción seca para el extensor largo de los dedos se realiza de la siguiente manera (101, 102, 103, 104):

- Posición del paciente: En decúbito supino, con el fisioterapeuta sentado del lado que se va a tratar.
- Localización del PGM: Utilizando palpación plana, se localiza el PGM, fijándolo ahorquillándolo entre dos dedos.
- Inserción de la aguja: Se inserta una aguja de 0,25 mm x 40 mm con una trayectoria anteroposterior, ajustando ligeramente el ángulo lateral, neutro o, muy raramente, medial, según la ubicación del PGM. La aguja debe dirigirse hacia el hueso peroné.

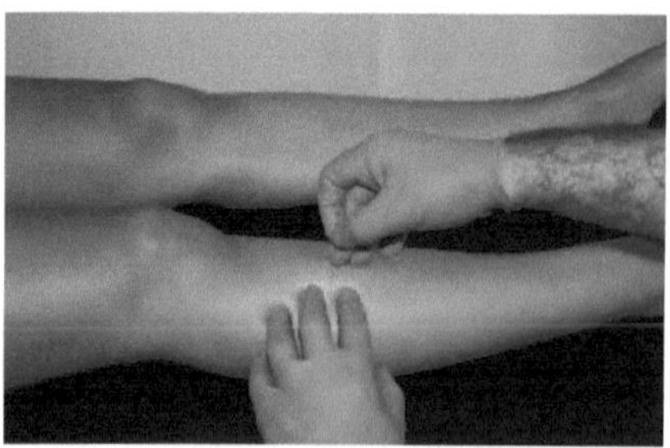

Figura 43. Extensor largo de los dedos (54).

- Peligros y precauciones: El nervio peroneo profundo se sitúa por debajo de la parte proximal del extensor largo de los dedos, ubicándose entre este músculo y el tibial anterior en la parte inferior de la pierna. Por lo tanto, es esencial dirigir la aguja hacia el peroné para minimizar, aunque no eliminar, el riesgo de un contacto no deseado con el nervio. Si la aguja se dirige de manera excesivamente lateral y superficial, podría romper con el nervio peroneo superficial, que discurre lateral al extensor largo de los dedos. La variabilidad en la ubicación de las venas y la arteria tibial anterior en relación con el peroné también aconseja buscar el peroné como una opción más segura durante el procedimiento (101, 102, 103, 104).

5.4.12.   Extensor largo del dedo gordo.

- Los puntos gatillo miofasciales (PGM) del extensor largo del dedo gordo presentan un patrón de dolor referido que ocupa principalmente el dorso del primer metatarsiano, pudiendo extenderse proximalmente hacia la ubicación del PGM y distalmente hasta la punta del dedo gordo del pie. Un fisioterapeuta español ha documentado un patrón de dolor diferente en pacientes que sufrieron un mecanismo de inversión forzada del tobillo, que se proyecta hacia el fascículo anterior del ligamento deltoideo. En una serie de 20 pacientes, el tratamiento de este PGM ha logrado mejorar el dolor a menudo insidioso de este ligamento, que es una secuela común de los esguinces externos de tobillo. Además del dolor, los PGM del extensor largo del dedo gordo pueden causar sensación de debilidad en la dorsiflexión del tobillo, aunque no son causa de atrapamiento nervioso. De manera similar al extensor largo de los dedos, estos PGM pueden estar relacionados con calambres, ya sea nocturnos o durante actividades deportivas como la natación (105, 106).

- Los mecanismos de activación y perpetuación de los PGM en el extensor largo del dedo gordo son en gran medida similares a los del extensor largo de los dedos. Estos incluyen (105, 106):
  - Sobrecargas agudas: Estas pueden ser causadas por actividades que involucren la dorsiflexión excesiva, como tropezar o torceduras de tobillo.
  - Sobrecargas crónicas: El uso prolongado de calzado inadecuado o hábitos posturales que mantengan al músculo en tensión pueden contribuir al desarrollo de los PGM.
- Clínica (105, 106):
  - Dolor: En el dorso del primer metatarso.
  - Debilidad: En la dorsiflexión del tobillo.
- La técnica de punción seca (PS) para los PGM del extensor largo del dedo gordo es similar a la del extensor largo de los dedos, con la salvedad de su ubicación más caudal y ligeramente más medial (105, 106):
  - Posición del paciente: En decúbito supino.
  - Localización del PGM: Palpación para identificar el PGM en el músculo.
  - Inserción de la aguja: Se utiliza una aguja de 0,25 mm x 40 mm. La aguja se debe dirigir hacia el peroné con una ligera angulación lateral, contactando el hueso como referencia para determinar la profundidad y sondear ligeramente medial al hueso, explorando así la parte más medial del músculo que se inserta en la membrana interósea.

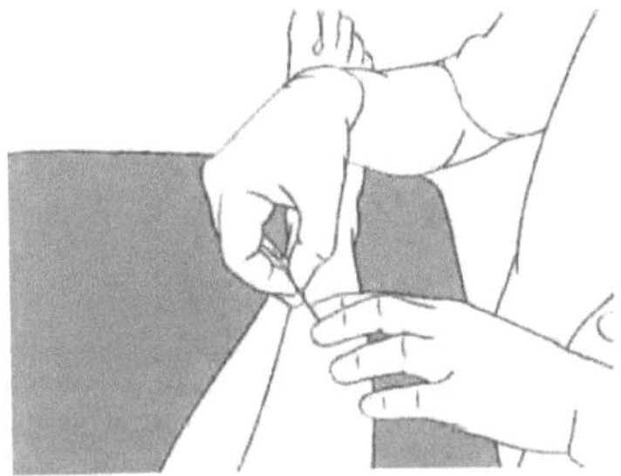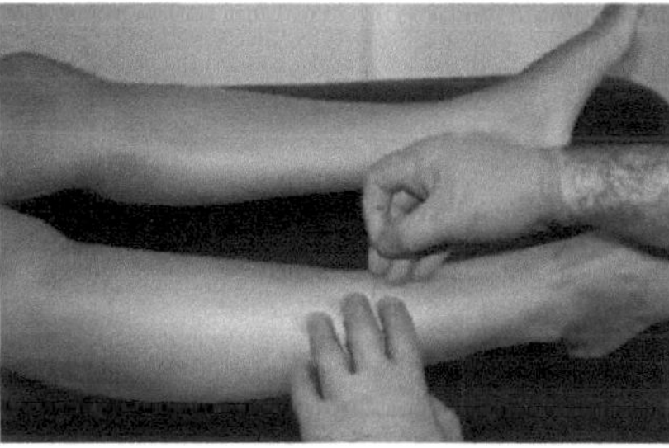

Figura 43. Extensor largo del dedo gordo (53, 54).

- Peligros y precauciones: En la parte proximal del extensor largo del dedo gordo, el paquete neurovascular formado por los vasos tibiales anteriores y el nervio peroneo profundo se sitúa lateral al tendón del músculo, en la parte superior y carnosa, donde se encuentran comúnmente los PGM. Este paquete neurovascular está medial respecto al músculo, entre este y el tibial anterior. Por esta razón, la PS de los PGM del extensor largo del dedo gordo conlleva el riesgo de afectar estas estructuras. Para minimizar el riesgo debemos evitar insertar la aguja demasiado cerca del borde medial del músculo y dirigir la aguja con un sesgo lateral hacia el peroné (105, 106).

5.4.13.   Flexor corto y extensor corto del dedo gordo.

- Los puntos gatillo miofasciales (PGM) de los músculos extensor corto de los dedos y extensor corto del dedo gordo producen un patrón de dolor referido que se extiende por la parte media del dorso del pie, pudiendo abarcar toda la región metatarsiana. Este dolor a menudo se siente como una molestia difusa en la zona, que puede dificultar la movilidad del pie y limitar la capacidad de realizar actividades cotidianas (105, 106).
- Los mecanismos de activación de los PGM en estos músculos pueden ser directos o una combinación de directos e indirectos. A continuación, se describen algunos de los principales factores que pueden contribuir a su activación (105, 106):
  • Compresión excesiva: Un uso prolongado de zapatos apretados o la costumbre de apoyarse sobre el pie pueden causar una activación y perpetuación de los PGM en los extensores cortos.
  • Sobrecarga y sobreestiramiento: La sobrecarga excéntrica debida a torceduras que fuerzan la inversión del tobillo, asociada a flexión plantar, puede provocar la activación de los PGM tanto en los extensores cortos como en el extensor largo de los dedos. Esta sobrecarga podría también causar luxaciones o subluxaciones en las articulaciones metatarsofalángicas, resultando en la activación persistente de los PGM.
  • Diagnóstico confuso: Esta situación puede dar lugar a diagnósticos erróneos, como el "esguince del pie", donde el paciente siente dolor en el dorso del pie sin los signos típicos de un esguince externo de tobillo. Frecuentemente, esta molestia se atribuye a lesiones de los ligamentos mediotarsianos, pero podría estar relacionada con la activación de los PGM de los extensores cortos. La activación de los PGM del extensor largo de los dedos durante el mismo traumatismo también puede ser un mecanismo indirecto que perpetúa la actividad de los PGM de los extensores cortos.

- Clínica: Dolor en la parte media del dorso del pie. Músculos relacionados extensor largo de los dedos (105, 106).
- La técnica de punción seca para tratar los PGM en los extensores cortos es la siguiente: En decúbito supino. Se identifica la banda tensa y el PGM mediante palpación plana. Se utiliza una aguja de 0,16 mm x 25 mm insertada de manera perpendicular a la piel en dirección al PGM, hasta que contacte con el hueso subyacente (105, 106).

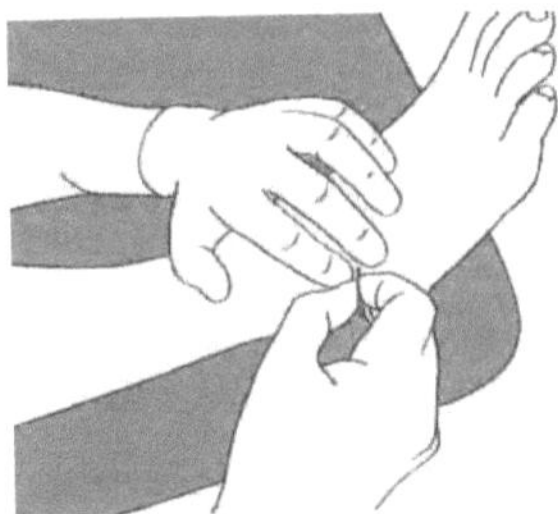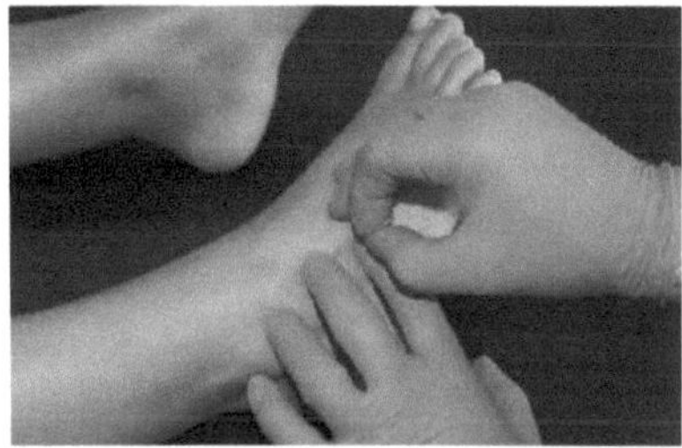

Figura 44. Extensor corto del dedo gordo (53, 54).

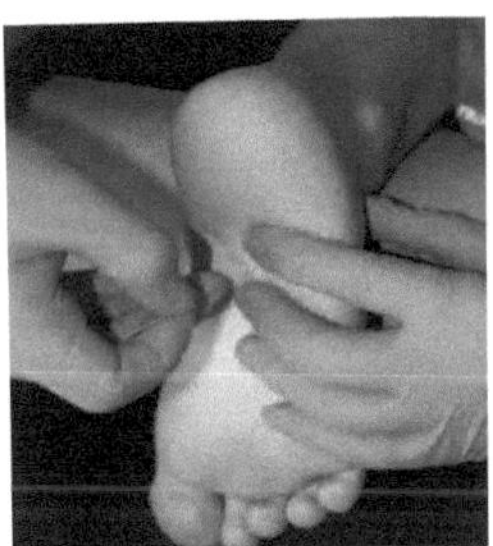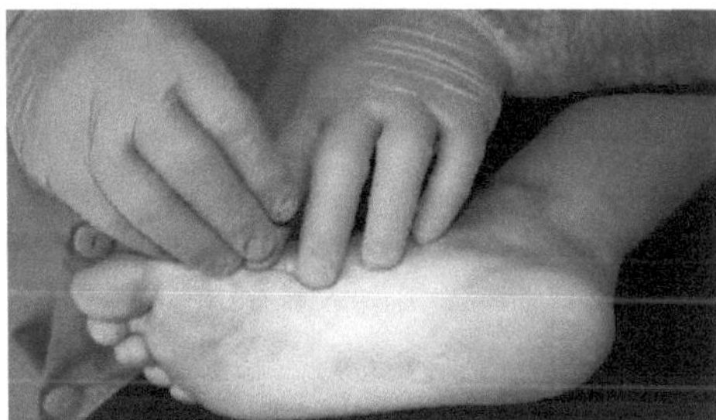

Figura 45. Flexor corto del dedo gordo (53, 54).

- Peligros y precauciones: Es fundamental tener en cuenta los siguientes riesgos al realizar punción seca en esta área (105, 106):
  - Nervio peroneo profundo y vasos dorsales del pie: Estas estructuras discurren por el borde medial del músculo extensor corto del dedo gordo. Por lo tanto, al realizar la punción, se debe evitar el sesgo medial de la aguja.
  - Inspección previa: Se recomienda realizar una inspección visual de la zona antes de insertar la aguja para identificar vasos sanguíneos cutáneos o ramas del nervio cutáneo dorsal intermedio, que proviene del nervio peroneo superficial. Esto ayuda a evitar punciones

accidentales de estas estructuras y minimizar riesgos durante el procedimiento.

5.4.14.   Abductor del dedo gordo.

- Los puntos gatillo miofasciales (PGM) del músculo abductor del dedo gordo se asocian con un patrón de dolor referido que se localiza principalmente en el borde medial del talón. Este dolor puede extenderse hacia la parte posterior y la cara medial del mediopié, así como a la parte del arco plantar interno. Este patrón de dolor puede ser significativo en la evaluación de pacientes con dolor en el pie (107, 108).
- Los PGM del músculo abductor del dedo gordo pueden activarse por varios factores (107, 108):
  - Uso de calzado apretado: La presión constante de zapatos que no se ajustan adecuadamente puede provocar la activación de los PGM.
  - Traumatismos: Lesiones en el pie, incluidas fracturas, pueden contribuir a la activación de los PGM en este músculo.
  - Sobrecargas crónicas: Condiciones como los pies planos o la hipopronación pueden generar sobrecargas que activan los PGM. Esto es común en estructuras del pie de morfología particular, que pueden llevar a una mecánica del pie inadecuada.
  - Fascitis plantar: Es frecuente encontrar PGM activos en pacientes diagnosticados con fascitis plantar, y el tratamiento de estos puntos gatillo suele contribuir a la mejora clínica del paciente.
- Clínica: Dolor en el borde medial del talón y en la parte medial del mediopié (107, 108).
- Músculos relacionados: Podría estar asociado con otros músculos intrínsecos del pie, como los flexores y extensores de los dedos (107, 108).
- La técnica de punción seca para tratar los PGM en el músculo abductor del dedo gordo es la siguiente (107, 108):
  - Posición del paciente: El paciente puede estar en decúbito homolateral o en decúbito supino con la cadera en rotación externa. En ambos casos, la rodilla debe estar ligeramente flexionada para facilitar el acceso a la cara medial del pie.
  - Acceso del fisioterapeuta: El fisioterapeuta se sienta al lado del paciente a la altura de su rodilla. La rodilla del paciente debe estar bloqueada por el brazo y la axila del fisioterapeuta para evitar

movimientos bruscos del pie durante el procedimiento, asegurando así un acceso cómodo al pie.

- Localización del PGM: Se utiliza palpación plana para localizar el PGM y se inserta una aguja de 0,16 mm x 25 mm en la dirección del PGM, con el objetivo de alcanzar el hueso subyacente. En esta posición, el dedo gordo del paciente queda libre para moverse, lo que permite percibir las respuestas locales (REL), como el movimiento del dedo hacia la abducción o la flexión.

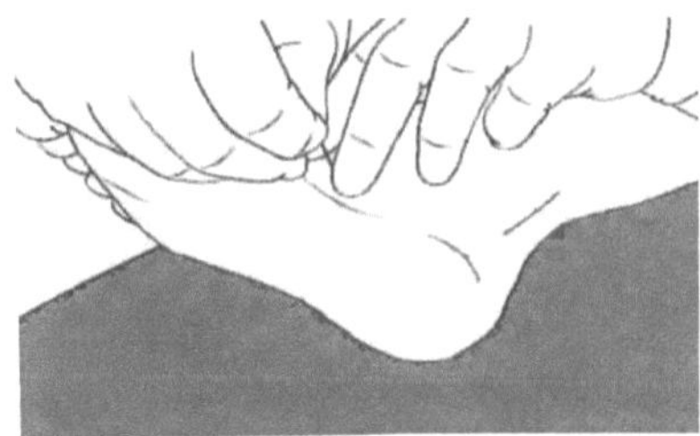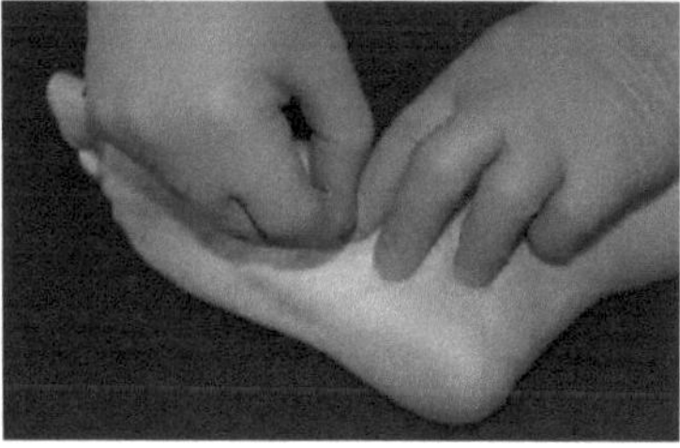

Figura 46. Abductor del dedo gordo (53, 54).

- Peligros y precauciones: Es esencial seguir ciertas precauciones al realizar la punción seca en esta área para evitar complicaciones. En el tercio proximal del músculo, el paquete neurovascular formado por los vasos tibiales posteriores y los nervios plantares medial y lateral se encuentra justo debajo del músculo. Por lo tanto, se debe tener cuidado al insertar la aguja en esta área para evitar lesiones. Siguiendo estas directrices, se puede realizar la punción seca de manera efectiva y segura, aliviando el dolor asociado a los PGM del músculo abductor del dedo gordo y mejorando la función del pie (107, 108).

5.4.15.   Abductor del quinto dedo.

- Los puntos gatillo miofasciales (PGM) del músculo abductor del quinto dedo pueden encontrarse en diversas ubicaciones a lo largo de este músculo. Generalmente, proyectan su dolor referido hacia la cara plantar de la cabeza del quinto metatarsiano, pudiendo extenderse tanto hacia distal como, especialmente, hacia proximal, incluyendo partes del propio metatarsiano (107, 108).
- Los PGM en el músculo abductor del quinto dedo pueden ser activados por varios factores, entre ellos (107, 108):

- Calzado apretado: Similar a otros músculos intrínsecos del pie, el uso de zapatos que no se ajustan correctamente puede ser tanto un factor desencadenante como perpetuador de los PGM en este músculo.
- Hiperpronación del pie: Este tipo de deformidad en el pie, que provoca una carga excesiva sobre los músculos y ligamentos, puede ser un factor determinante para la aparición de PGM en el abductor del quinto dedo.

- Clínica: Dolor localizado en la cara plantar de la cabeza del quinto metatarsiano, a menudo irradiándose hacia el metatarsiano y causando incomodidad durante actividades que implican carga en el pie (107, 108).
- Músculos relacionados: Aunque se centra en el abductor del quinto dedo, la activación de otros músculos intrínsecos del pie también puede estar relacionada (107, 108).
- La técnica de punción seca para los PGM del músculo abductor del quinto dedo se realiza de la siguiente manera (107, 108):
  - Posición del paciente: El paciente debe colocarse en decúbito contralateral, con el miembro inferior afectado detrás del sano. Esto permite que el borde medial del pie afectado descanse sobre la camilla, dejando el borde lateral accesible para el tratamiento.
  - Acceso del fisioterapeuta: El fisioterapeuta se coloca de manera similar a la técnica usada en la punción del abductor del dedo gordo.
  - Localización y punción del PGM: Los PGM pueden palparse presionando el músculo contra el quinto metatarsiano, utilizando una técnica de palpación en pinza. Se inserta una aguja de 0,16 mm x 25 mm en dirección medial y dorsal hacia el hueso subyacente. En esta posición, el quinto dedo queda libre para moverse, lo que permite observar las respuestas locales (REL), como movimientos de abducción y flexión del dedo durante la punción.

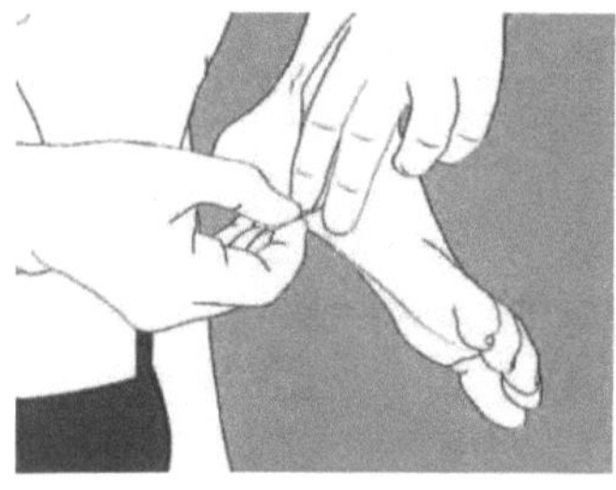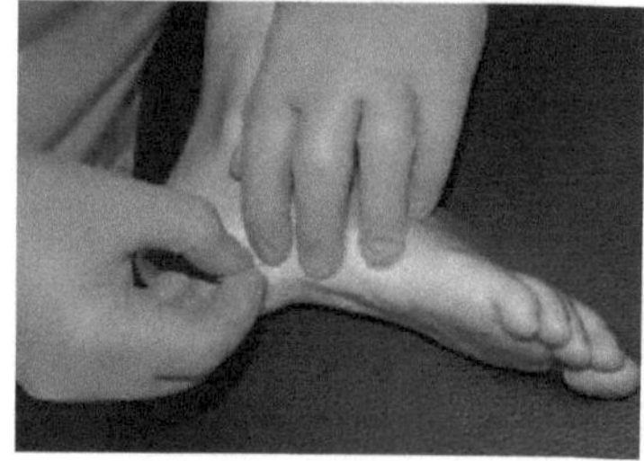

- Peligros y precauciones Al realizar la punción seca, se deben tener en cuenta ciertas precauciones para evitar complicaciones: La relación cercana entre los vasos y nervios plantares laterales y el borde inferomedial del músculo abductor del quinto dedo sugiere que la aguja debe introducirse en dirección lateromedial, con inclinación dorsal, para minimizar el riesgo de punción accidental de estas estructuras (107, 108).

5.4.16.   Flexor corto de los dedos.

- Los puntos gatillo miofasciales (PGM) del músculo flexor corto de los dedos generan un dolor referido que se proyecta principalmente hacia la zona plantar, específicamente a las cabezas de los metatarsianos segundo a cuarto, y en ocasiones puede extenderse hasta la cabeza del quinto metatarsiano (109).
- Los PGM en este músculo pueden activarse por diversos factores, entre los cuales se destacan (109):
  - Actividades físicas: Caminar de puntillas, usar tacones altos, bailar y caminar sobre superficies irregulares o inestables pueden desencadenar o perpetuar la actividad de los PGM en el flexor corto de los dedos.
  - Alteraciones biomecánicas: Problemas como los pies planos o la hiperpronación también pueden contribuir a la presencia y persistencia de PGM en este músculo. En algunos casos, puede ser necesaria la consulta con un podólogo para crear una plantilla correctora, aunque esta puede inicialmente agravar los síntomas hasta que se traten los PGM de los músculos implicados.
  - Relación con otros músculos: Es importante mencionar la conexión entre los PGM del flexor corto de los dedos y los de los músculos de la pantorrilla, como los gastrocnemios, el sóleo, el flexor largo de los dedos y el tibial posterior, que también pueden proyectar dolor hacia la planta del pie.
- Clínica: El dolor de los pacientes suelen experimentar metatarsalgia, es decir, dolor en la parte anterior del pie, específicamente en las cabezas de los metatarsianos (109).

- Músculos relacionados: Además del flexor corto de los dedos, se relaciona con los músculos gastrocnemios, sóleo, flexor largo de los dedos y tibial posterior (109).
- La técnica de punción seca para los PGM del músculo flexor corto de los dedos se realiza de la siguiente manera (109):
  - Posición del paciente: El paciente puede estar en decúbito supino o prono.
  - Localización del PGM: Se utiliza la palpación plana para explorar la planta del pie en busca de áreas de sensibilidad focal a la presión. Puede ser difícil diferenciar si la sensibilidad se debe a PGM del flexor corto de los dedos, a problemas en la aponeurosis plantar, al músculo cuadrado plantar, o a una combinación de estos factores.
  - Prueba de evaluación: Una prueba útil consiste en mantener una presión dolorosa sobre la zona hiperalgésica y, luego, extender pasivamente las articulaciones metatarsofalángicas de los dedos del pie. Si esto incrementa el dolor, sugiere un problema en la aponeurosis plantar. Si, por el contrario, al estirar la aponeurosis se reduce el dolor, es probable que los PGM del flexor corto de los dedos o del cuadrado plantar sean los responsables.
  - Realización de la punción: La punción seca suele ser efectiva para el dolor plantar, independientemente de la causa específica. Se recomienda usar una aguja de 0,25 mm x 40 mm, dirigiéndola hacia la zona sensible en dirección plantar a dorsal, hasta alcanzar el hueso como referencia, asegurando que se han atravesado las estructuras implicadas.

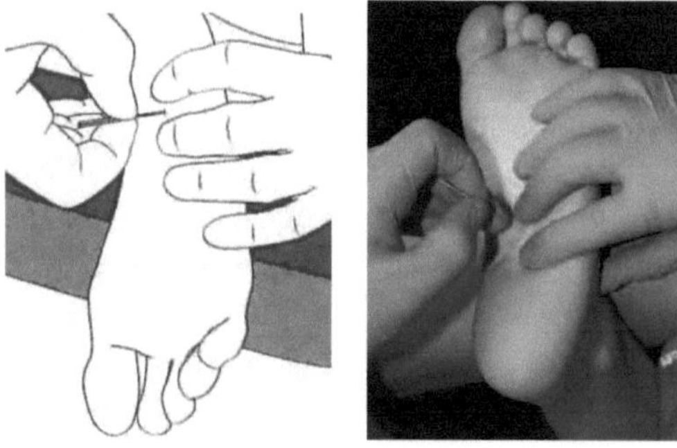

Figura 48. Flexor corto de los dedos (53, 54).

- Peligros y precauciones: Es esencial tener en cuenta la proximidad de los vasos y nervios plantares laterales y, en menor medida, el nervio plantar medial, que discurren entre el flexor corto de los dedos y el músculo cuadrado plantar. La correcta identificación y tratamiento de los PGM del músculo flexor corto de los dedos a través de la punción seca puede proporcionar un alivio significativo del dolor y mejorar la funcionalidad del pie (109).

5.4.17.   Cuadrado plantar.

- Los puntos gatillo miofasciales (PGM) del músculo cuadrado plantar suelen proyectar su dolor referido a toda la superficie plantar del talón. La identificación y palpación de estos PGM puede ser un desafío, ya que su localización está a menudo oculta por (110).
  - Tejidos blandos: La piel y la aponeurosis plantar.
  - Músculos adyacentes: Como el flexor corto de los dedos (PGM en la cabeza medial) y el abductor del quinto dedo (PGM en la lateral), que pueden tener sus propios PGM activos.
- Los mecanismos que activan y perpetúan los PGM del músculo cuadrado plantar son similares a los del flexor corto de los dedos y pueden incluir (110):
  - Actividades físicas: Ciertas actividades que requieren un uso prolongado o inadecuado del pie, como caminar o correr en superficies duras o inestables.
  - Alteraciones biomecánicas: Problemas estructurales del pie como la hiperpronación o la falta de soporte adecuado, que pueden contribuir al dolor plantar.
  - Relación con otros músculos: Los PGM del cuadrado plantar están relacionados con otros músculos de la pantorrilla, como los gastrocnemios, el sóleo, el tibial posterior, y el flexor largo de los dedos, así como el abductor del dedo gordo. La tensión o disfunción en estos músculos puede afectar la función del cuadrado plantar y viceversa.
- Clínica: Los pacientes pueden experimentar dolor en toda la planta del pie, particularmente en el talón, lo que puede influir en su capacidad para realizar actividades cotidianas (110).

- Músculos relacionados: Además del cuadrado plantar, están involucrados los gastrocnemios, sóleo, tibial posterior, flexor largo de los dedos y abductor del dedo gordo (110).
- La técnica de punción seca recomendada para tratar los PGM del cuadrado plantar se describe de la siguiente manera (110):
  • Palpación: Se siguen las instrucciones previas para localizar los PGM del flexor corto de los dedos, usando palpación plana y explorando la planta del pie en busca de áreas hipersensibles.
  • Técnica de punción: Existen dos enfoques para la punción:
  • La técnica recomendada implica insertar la aguja en dirección plantar a dorsal hasta alcanzar el hueso subyacente, como se describe para el flexor corto de los dedos.
  • Un enfoque alternativo implica insertar la aguja en dirección mediolateral, justo por debajo del plano óseo, lo que puede ser más tolerable para el paciente y con menor riesgo de punción accidental. Sin embargo, algunos autores consideran que esta técnica es menos eficaz y se debería reservar para pacientes con bajo nivel de dolor.
- Peligros y precauciones: Los peligros y precauciones durante la punción seca de los PGM del músculo cuadrado plantar son similares a los descritos para el flexor corto de los dedos. Es crucial considerar lo siguiente (110):
  • Proximidad de estructuras neurovasculares: La cercanía de nervios y vasos plantares puede aumentar el riesgo de lesiones durante la punción, por lo que se deben seguir estrictamente las indicaciones de asepsia y seguridad durante el procedimiento.
  • La identificación y tratamiento de los PGM del músculo cuadrado plantar a través de la punción seca puede ayudar significativamente en la reducción del dolor plantar y mejorar la calidad de vida de los pacientes que sufren de metatarsalgia o dolor crónico en el pie.

5.4.18.   Flexor corto del dedo gordo.

- Los puntos gatillo miofasciales (PGM) del músculo flexor corto del dedo gordo se caracterizan por un patrón de dolor referido que se proyecta principalmente hacia: Superficies plantar y medial de la cabeza del primer metatarsiano. A veces, el dolor se desborda hacia todo el dedo gordo y parte del segundo dedo del pie. Estos PGM pueden ser responsables de síntomas como calambres en el dedo gordo. También se ha observado que pueden causar una alteración de la sensibilidad en forma de hormigueo o hinchazón en la parte distal del pie, especialmente cuando están asociados con los PGM del flexor corto del quinto dedo y el aductor del dedo gordo (111).

- Los PGM del flexor corto del dedo gordo pueden activarse por diversos factores, entre los cuales se incluyen (111).
  - Calzado inapropiado: Usar zapatos demasiado ajustados o con un diseño inadecuado puede desencadenar la activación de estos puntos.
  - Traumatismos: Fracturas de los huesos del pie o cualquier otro tipo de trauma en la zona pueden ser responsables.
- Factores perpetuadores (111).
  - Enfriamiento del pie.
  - Marcha sobre terrenos irregulares o inestables.
  - Hiperpronación del pie, que puede estar asociada a disfunciones biomecánicas.
  - Además, los PGM de otros músculos sinérgicos o relacionados que proyectan dolor hacia la planta del antepié, como el tibial posterior, el flexor largo del dedo gordo, el abductor del dedo gordo, el flexor corto de los dedos, y los interóseos, pueden contribuir a la activación y perpetuación de los PGM del flexor corto del dedo gordo.
- Clínica: El dolor comúnmente se presenta en las superficies plantar y medial de la cabeza del primer metatarsiano, lo que puede influir en la función normal del pie (111).
  Músculos relacionados: Los músculos que frecuentemente se asocian con los PGM del flexor corto del dedo gordo incluyen: Tibial posterior, flexor largo del dedo gordo, abductor del dedo gordo, flexor corto de los dedos, interóseos (111).
- La técnica de punción seca para los PGM del flexor corto del dedo gordo se realiza de la siguiente manera (111):
  - Posicionamiento del paciente: El paciente debe estar en decúbito lateral sobre el lado afectado.
  - Localización y palpación: Se localiza el PGM mediante palpación plana y se mantiene la presión.
  - Inserción de la aguja: Se utiliza una aguja de 0,25 mm x 40 mm. La aguja se inserta justo por debajo del primer hueso metatarsiano, en

dirección mediolateral. La profundidad de la inserción dependerá de si se desea alcanzar solo la cabeza medial o también la lateral.

- Confirmación de punción: Se observa la aparición de movimientos bruscos de flexión plantar en la articulación metarsofalángica del dedo gordo, lo que confirma la correcta punción del PGM.

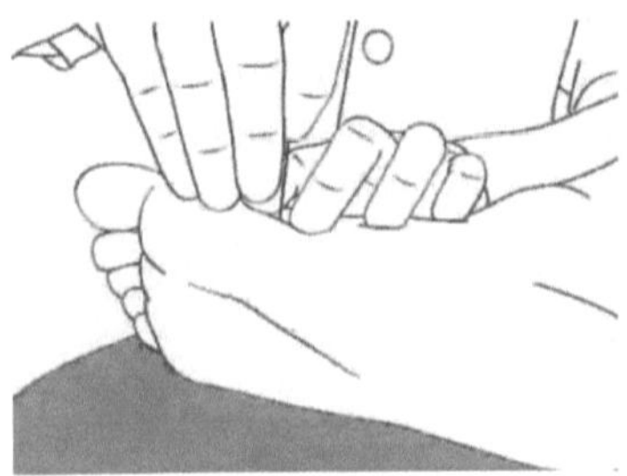
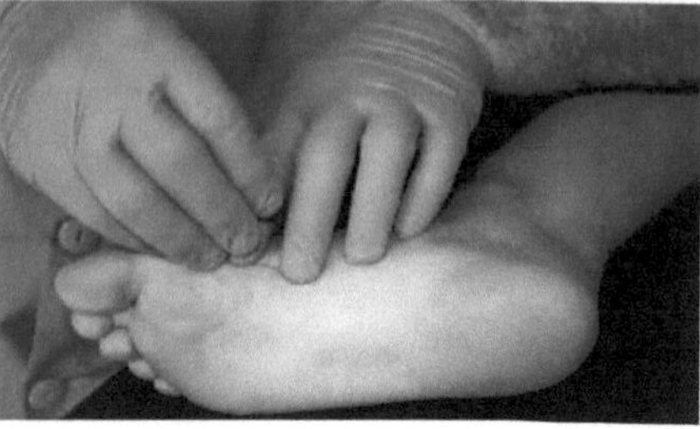

Figura 49. Flexor corto y aductor del dedo gordo (53, 54).

- Peligros y precauciones (111):
  - Riesgo de punción nerviosa: Dependiendo de la altura a la que se encuentre el PGM, existe la posibilidad de que la aguja contacte con el nervio digital propio o, más comúnmente, con el nervio digital común, que se ubica cerca de la cara plantar de la cabeza medial del músculo. Por lo tanto, se debe mantener la aguja cerca del hueso y seguir las precauciones adecuadas
  - Riesgo vascular: Durante el procedimiento, la aguja podría atravesar el arco venoso cutáneo plantar o, en raras ocasiones, la arteria plantar medial. Por ello, es fundamental mantener una presión adecuada durante la punción con la mano que realiza la palpación y efectuar una buena hemostasia inmediatamente después de la punción.
  - El manejo adecuado de los PGM del músculo flexor corto del dedo gordo mediante punción seca puede ser un enfoque efectivo para aliviar el dolor y mejorar la función del pie en pacientes con dolor plantar crónico.

5.4.19.   Aductor del dedo gordo.

- Los puntos gatillo miofasciales (PGM) del músculo aductor del dedo gordo tienen un patrón de dolor referido que se extiende a lo largo de la planta del pie, específicamente cubriendo el área entre la primera y la cuarta cabezas metatarsianas. Además, al igual que los PGM de otros músculos como el flexor corto del dedo gordo o el flexor corto del quinto dedo, pueden provocar disestesia, que se manifiesta como sensaciones de hormigueo y hinchazón en toda la parte distal del pie (109, 110, 111).

- Los mecanismos de activación y perpetuación de los PGM en el aductor del dedo gordo son similares a los de otros músculos intrínsecos del pie. Estos pueden incluir (109, 110, 111):
  - Uso de calzado inadecuado: Calzado que no brinda el soporte adecuado o que es demasiado ajustado.
  - Traumatismos: Lesiones en el pie, incluidas fracturas o esguinces.
  - Factores perpetuadores: Hiperpronación, marcha sobre superficies irregulares, enfriamiento del pie.
- Punción seca (109, 110, 111):
  - Técnica para la cabeza oblicua: La cabeza oblicua del músculo aductor del dedo gordo se encuentra en el mismo plano que el flexor corto del dedo gordo, en contacto con su cabeza lateral. La técnica de punción seca para esta cabeza es similar a la descrita para el flexor corto del dedo gordo, pero la inserción de la aguja es más profunda y lateral. Con el paciente en decúbito lateral, se debe dejar libre el dedo gordo para permitir su movimiento. La aguja (0,25 mm x 40 mm) se inserta en dirección lateral, y la aparición de movimientos súbitos del dedo gordo hacia el segundo dedo confirmará la correcta punción del PGM.
  - Técnica para la Cabeza Transversa: Los PGM de la cabeza transversa pueden alcanzarse directamente desde la planta del pie. Sin embargo, debido a la sensibilidad de la piel y a la dureza de la zona, se recomienda un abordaje más indirecto desde el dorso del antepié. El paciente debe estar en decúbito supino. Se utiliza una palpación profunda para localizar la sensibilidad dolorosa a la presión, buscando el PGM inmediatamente proximal a las cabezas metatarsianas. Se inserta la aguja (0,25 mm x 40 mm) desde el dorso del pie, en dirección al dedo que palpa, atravesando el espacio interóseo que permita llegar al PGM identificado.
- Peligros y precauciones: Aunque el calibre de estos nervios es pequeño y el riesgo de daño es bajo, se deben seguir las recomendaciones para evitar complicaciones (109, 110, 111):
  - Para la cabeza oblicua: Cuidado con el nervio digital propio y el nervio digital común. Estar atento al arco venoso cutáneo plantar y la arteria

plantar medial. Mantener buenas prácticas de asepsia durante el procedimiento.

- Para la cabeza transversa: La inserción de la aguja en el espacio interóseo conlleva el riesgo de afectar los ramos medial o lateral del nervio peroneo superficial, el nervio peroneo profundo y los nervios digitales plantares comunes.

5.4.20.   Interóseos dorsales y plantares.

- Los puntos gatillo miofasciales (PGM) de los músculos interóseos del pie, tanto los dorsales como los plantares (y probablemente también los músculos lumbricales), generan un dolor referido que se manifiesta en el lado del dedo en el que se inserta el tendón. Este dolor puede incluir también áreas del dorso y de la planta, a lo largo de la parte distal del metatarsiano correspondiente (109, 110, 111).
- Síntomas asociados (109, 110, 111):
  - Parestesias: El primer interóseo dorsal puede provocar sensaciones de hormigueo en el dedo gordo, que pueden extenderse hacia el dorso del pie y la parte anteroinferior de la pierna. Kellgren documentó que el dolor del primer interóseo dorsal podría irradiar hacia la mitad lateral del pie y a la pantorrilla.
  - Deformidad del Dedo: Como resultado del acortamiento causado por los PGM, el paciente puede quejarse de que un dedo está inusualmente cerca de otro, o que la punta de un dedo no apoya correctamente en el suelo, lo que resulta en dificultades para flexionar adecuadamente las interfalángicas.
  - Dedo en Martillo: La debilidad inducida por los PGM de los interóseos dorsales puede contribuir a la deformidad del dedo en martillo.
- Mecanismos de activación y perpetuación: Los mecanismos que activan y perpetúan los PGM en los músculos interóseos son comunes a los descritos anteriormente para otros músculos plantares. Estos pueden incluir (109, 110, 111):
  - Sobrecarga mecánica: Actividades que sobrecargan los músculos interóseos.
  - Uso de calzado inapropiado: Calzado que no proporciona soporte adecuado o que es demasiado estrecho.
  - Traumatismos: Lesiones o impactos en la región del pie.

- Punción Seca. El paciente debe estar en decúbito supino. El fisioterapeuta se coloca en la posición adecuada y utiliza una técnica bimanual de palpación plana para identificar el PGM. Una vez localizado, el PGM se fija con el pulgar en el dorso del pie y los dedos índice y medio en la planta, usando una palpación en pinza modificada. Se recomienda usar una aguja de 0,16 mm x 25 mm. La aguja se inserta desde el dorso del pie en dirección a los dedos situados en la planta, aplicando una presión dorsal significativa para permitir que la aguja alcance las cabezas del interóseo dorsal y, si es necesario, el interóseo plantar correspondiente. Se puede requerir sondear con la aguja en los sentidos lateral y medial, y es importante que los dedos del pie del paciente tengan libertad de movimiento. Las sacudidas de alguno de los dedos en dirección a la abducción o aducción, provocadas por las reacciones locales (REL), ayudarán a identificar qué interóseo (dorsal o plantar) albergaba el PGM (109, 110, 111).
- Peligros y precauciones: La punción seca de los músculos interóseos tiene un riesgo bajo si se siguen las recomendaciones adecuadas. Las precauciones incluyen tener cuidado con las ramas medial y lateral del nervio peroneo superficial, así como con la rama medial terminal del nervio peroneo profundo, los nervios digitales plantares comunes y el nervio plantar medial, dependiendo del espacio por el que se introduzca la aguja (109, 110, 111).

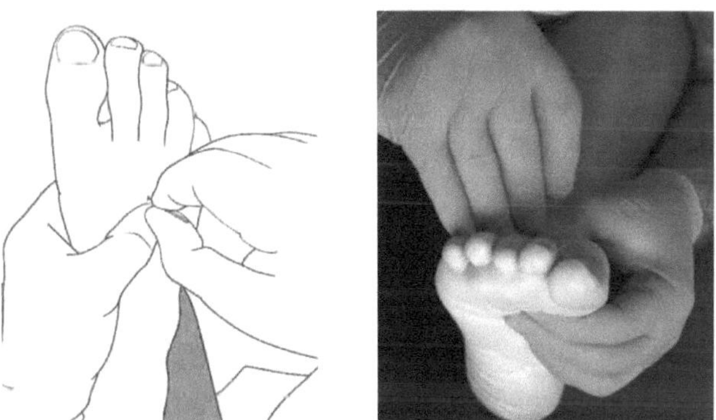

Figura 50. Interóseos dorsales y plantares (53, 54).

5.4.21. Estructuras capsuloligamentos laterales del tobillo y pie.

- El tratamiento de los puntos gatillo no miofasciales (PGNM) en las estructuras capsuloligamentosas del tobillo y el pie ha sido objeto de estudio desde hace varias décadas. En particular, la Dra. Travell y el Dr. Audrie L. Bobb realizaron investigaciones significativas entre 1941 y 1942 que abordaron los efectos de la procaína y otros líquidos inyectables en el tratamiento de áreas gatillo en los tejidos conectivos fibrosos (1, 53).
- Experimentos de Travell: La Dra. Travell describió cómo tratar a pacientes con esguinces agudos de tobillo y rodilla, identificando áreas gatillo en cápsulas articulares, ligamentos y tendones. Este enfoque, centrado en inyecciones dirigidas a puntos específicos de dolor, demostró ser efectivo, permitiendo a los pacientes cargar sobre la articulación lesionada y caminar sin dolor después del tratamiento (1, 53):
  - Inyección de Procaína: Utilizada inicialmente, se enfocó en áreas gatillo específicas dentro de las zonas lesionadas.
  - Solución Salina Isotónica: En algunos casos, se utilizó en lugar de procaína, demostrando ser igualmente efectiva.
  - Punción Seca: Esta técnica, que implica la punción directa de los puntos gatillo con una aguja, también mostró buenos resultados, incluso sin la administración de anestésicos.
- Resultados de la Investigación: Los hallazgos de Travell fueron presentados en un congreso en 1947 y más tarde publicados en 1952. En su artículo, se destacaron varias áreas gatillo relacionadas con esguinces externos del tobillo, mostrando cómo el dolor referido se extendía a diferentes regiones del tobillo y el pie (1, 53).
- Dolor Referido: El dolor asociado a diferentes PGNM se puede extender por todo el tobillo y el pie, afectando tanto la cápsula articular como los ligamentos y tendones adyacentes (1, 53).
- Importancia de la Localización: Se observó que tratar los puntos gatillo localizados debajo del peroné podría estar relacionado con varias estructuras capsuloligamentosas y contribuir al tratamiento del dolor en la zona del ligamento colateral medial (1, 53).
- Utilidad clínica y futuras investigaciones: A pesar de la utilidad clínica observada en el tratamiento de PGNM en el tobillo y otras articulaciones, existe una carencia de documentación rigurosa y estudios sobre estas prácticas. La utilización de técnicas modernas, como la ecografía, podría

proporcionar una mejor caracterización de las áreas gatillo y sus dolores referidos, así como evidencia sobre la eficacia real de los tratamientos, la dosificación, riesgos y contraindicaciones (1, 53).
- Punción Seca: Se recomienda utilizar agujas de 0,25 mm x 25 mm. Se insertan en los puntos dolorosos localizados mediante palpación, siguiendo las indicaciones previamente descritas para la punción seca de PGNM (1, 53).
- Peligros y precauciones: Dada la alta probabilidad de que la aguja contacte con la cápsula articular y potencialmente entre en la articulación, es crucial extremar las medidas de asepsia y desinfección. La existencia de hematomas significativos en la zona de punción podría contraindicar el uso de punción seca en algunos puntos (1, 53).

La punción seca de los PGNM en las estructuras capsuloligamentosas laterales del tobillo y el pie puede ser una técnica valiosa en el manejo del dolor. Sin embargo, se necesita más investigación para validar su eficacia y establecer protocolos seguros y efectivos para su aplicación.

La punción seca se ha consolidado como una técnica terapéutica efectiva en el tratamiento de los puntos gatillo miofasciales (PGM) en los miembros inferiores, proporcionando alivio significativo del dolor y mejorando la función muscular. Su aplicación en músculos como los aductores, interóseos y flexores del pie, así como en estructuras capsuloligamentosas, demuestra su versatilidad y eficacia. Los hallazgos clínicos sugieren que la punción seca no solo alivia el dolor localizado, sino que también puede influir positivamente en la percepción del dolor referido y en la movilidad de las articulaciones afectadas. A través de la estimulación directa de los PGM, se logra la desensibilización de áreas hipersensibles, facilitando la recuperación funcional y reduciendo la discapacidad.

Sin embargo, es fundamental reconocer la importancia de la capacitación adecuada del fisioterapeuta en la técnica y las precauciones necesarias para minimizar riesgos, como la posible lesión de estructuras nerviosas o vasculares. Además, se requiere mayor investigación para profundizar en la comprensión de los mecanismos subyacentes, así como en la validación de protocolos específicos y su efectividad en diferentes poblaciones.

Como conclusión, la punción seca en los miembros inferiores representa una herramienta valiosa en la fisioterapia, contribuyendo al manejo del dolor y la mejora de la calidad de vida de los pacientes. Su integración en un enfoque multidisciplinario de tratamiento, junto con otras modalidades terapéuticas, puede optimizar los resultados clínicos y potenciar la recuperación en condiciones dolorosas del aparato locomotor.

6. REFERENCIAS BIBLIOGRÁFICAS.

1. Simons, D.G., Travell, J.G., Simons, L.S. (2002). Dolor y disfunción miofascial: El manual de los puntos gatillo. Mitad superior del cuerpo, 2ed. Madrid: Editorial Médica Panamericana. ISBN: 9788479035754.
2. Dommerholt, J., Fernández, C. (2018). Trigger Point Dry Needling: An Evidenced and Clinical-Based Approach. 2ª edition. Elselvier. ISBN: 978-0702074165.
3. American Physical Therapy Association (APTA). (2012). Physical therapists and the performance of dry needling. 1-141.
4. Baldry, P. (2005). Acupuncture, trigger points and musculoskeletal pain. 3rd ed. Churchill Livingstone. ISBN: 978-0443066443.
5. Hong, C.Z. (1994). Lidocaine injection versus dry needling to myofascial trigger points: The importance of the local twitch response. American Journal of Physical Medicine and Rehabilitation. 73(4): 256-263.
6. Cummings, T.M., White, A.R. (2001). Needling therapies in the management of myofascial trigger point pain: A systematic review. Archives of Physical Medicine and Rehabilitation. 82(7): 986-992.
7. Tough, E.A., White, A.R., Cummings, T.M., Richards, S.H., Campbell, J.L. (2009). Acupuncture and dry needling in the management of myofascial trigger point pain: A systematic review and meta-analysis of randomized controlled trials. European Journal of Pain. 13(1): 3-10.
8. Kietrys, D.M., Palombaro, K.M., Azzaretto, E. (2013). Effectiveness of dry needling for upper-quarter myofascial pain: A systematic review and meta-analysis. Journal of Orthopaedic and Sports Physical Therapy, 43(9): 620-634.
9. Peuker, E.T., White, A. (1999). Anatomy for the clinical practice of acupuncture. Clinical Anatomy. 12(3): 174-182.
10. Ernst, E., White, A.R. (2001). Prospective studies of the safety of acupuncture: A systematic review. American Journal of Medicine. 110(6): 481-485.
11. Cummings, T.M., Baldry, P. (2007). Regional myofascial pain: Diagnosis and management. Best Practice and Research Clinical Rheumatology. 21(2): 367-387.
12. Aldlyami, E., Kulkarni, A., Reed, M.R., Muller, S.D. (2010). Partington Latex-free gloves: safer for whom? J. Arthroplasty. 25: 27-30.

13. Mayoral, O. (2009). Punción seca de los puntos gatillo: Una técnica sencilla para el tratamiento del dolor miofascial. Fisioterapia. 31(3): 126-134.

14. Pérez, L. (2020). Contraindicaciones en la terapia de punción seca. Avances en fisioterapia. Springer. 245-260.

15. Morales, E. (2018). Evaluación y riesgos en la punción seca. En S. Fernández (Ed.), Terapias contemporáneas en dolor crónico. Editorial Médica. 115-130.

16. Rodríguez, A. (2021). Evaluación de la efectividad y seguridad de la punción seca en pacientes con dolor muscular: un estudio clínico. Tesis de maestría, Universidad de Barcelona.

17. Boyce, J.M., Pittet, D. (2002). Guideline for hand hygiene in health-care settings: Recommendations of the Healthcare Infection Control Practices Advisory Committee and the HICPAC/SHEA/APIC/IDSA Hand Hygiene Task Force. American Journal of Infection Control 30(8): S1-S46.

18. Health Service Executive (HSE). (2009). Standard precautions in health care. Health protection surveillance centre.

19. Yunus, M.B., and Mense, S. (2019). Myofascial pain syndrome and trigger points: Clinical review and pathophysiology. Pain Medicine. 21(2): 179-190.

20. Cagnie, B., Dewitte, V., Barbe, T., Timmermans, F., Delrue, N. (2020). Needling therapies in the management of myofascial trigger points: A systematic review. American Journal of Physical Medicine and Rehabilitation. 99(4): 309-318.

21. Gattie, E., Cleland, J.A., Snodgrass, S.J. (2017). Dry needling for patients with musculoskeletal pain: A clinical commentary. International Journal of Sports Physical Therapy. 12(2): 227-236.

22. Kietrys, D. M., Palombaro, K. M., Azzaretto, E. (2019). Effectiveness of dry needling for upper-quarter myofascial pain: A systematic review and meta-analysis. Journal of Orthopaedic and Sports Physical Therapy. 43(9): 620-634.

23. Shah, J. P., Thaker, N. (2018). Myofascial pain and nociceptive trigger points: Time to integrate dry needling with evidence-based medicine. The Journal of Orthopaedic and Sports Physical Therapy. 48(1): 3-9.

24. Melzack, R., Wall, P.D. (1965). Pain mechanisms: a new theory. Science, 150(3699): 971-979.

25.Dommerholt, J., Fernández-de-las-Peñas, C. (2013). Trigger Point Dry Needling: An Evidence and Clinical-Based Approach. Churchill Livingstone.

26.Shah, J.P., Gilliams, E.A. (2008). Uncovering the biochemical milieu of myofascial trigger points using in vivo microdialysis: An application of muscle pain concepts to myofascial pain syndrome. Journal of Bodywork and Movement Therapies. 12(4): 371-384.

27.Langevin, H.M., Yandow, J.A. (2002). Relationship of acupuncture points and meridians to connective tissue planes. The Anatomical Record. 269(6): 257-265.

28.Hidalgo, J., Torres, M., Mayoral, O., Sanchez, Z., Prieto, S. (2013). Infrared thermography for the detection of myofascial trigger points in patients with neck pain. Medical Physics. 40(7).

29.Dutton, M. (2018). Fundamentals of Musculoskeletal Assessment Techniques. 4th ed. New York: Elsevier.

30.Kettner, N., Ragnarsdottir, M. (2014). The Importance of Medical History and Physical Examination in the Clinical Setting. Journal of Physical Therapy Science. 26(4): 649-653.

31.Gillon, R. (2015). Informed Consent: A Guide for Healthcare Professionals. Journal of Medical Ethics. 41(5): 391-395.

32.Riazi, H., Dyer, C. B. (2016). Informed Consent: Ethical and Legal Considerations in Physical Therapy Practice. Physiotherapy Theory and Practice. 32(1): 37-46.

33.Groves, M. (2016). Documenting Informed Consent in Physical Therapy: An Ethical and Legal Imperative. Journal of Physical Therapy Education. 30(3): 15-22.

34.Schenck, K.L., Hall, R.M. (2018). Legal Considerations in Informed Consent for Physical Therapy. Journal of Legal Medicine. 39(3): 331-344.

35.McEwen, I.R., Pomeranz, B. (2015). Clinical Handbook of Physiotherapy. New York: Wiley.

36.Walker, J.A., Allen, S.S. (2017). Infection Control in Physical Therapy Practice. Journal of Physical Therapy Science. 29(9): 1665-1670.

37.Glover, J.E., Pomeranz, B. (2016). Patient Positioning and Ergonomics in Rehabilitation. Physical Therapy. 96(5): 617-626.

38.Sweeney, J., Murphy, A. (2019). Best Practices for Patient Positioning in Manual Therapy Techniques. Physiotherapy Theory and Practice. 35(2): 136-142.

39. Cummings, T.M., Cummings, T.J. (2015). Dry Needling: A Clinical Perspective. Journal of Manual and Manipulative Therapy. 23(3): 145-155.

40. Dommerholt, J. (2011). Myofascial Trigger Points: Pathophysiology and Evidence-Informed Diagnosis and Management. Journal of Manual and Manipulative Therapy. 19(3): 137-147.

41. Trevelyan, F.C., and Noyes, R.A. (2018). Post-Needling Care: Understanding the Role of Patient Education. Physical Therapy Reviews. 23(1): 22-31.

42. Álvarez, A. (2015). Punción seca: Eficacia en el tratamiento del síndrome de dolor miofascial. Revista Internacional de Medicina y Ciencias de la Actividad Física y el Deporte. 15(59): 245-258.

43. Sato, T., Rosen, J. (2020). Effects of dry needling on muscle pain: a systematic review. Physiotherapy Theory and Practice. 36(4): 428-441.

44. Ursini, T., Tontodonati, M. (2018). The role of inflammation in muscle regeneration. Current Opinion in Rheumatology. 30(1): 38-43.

45. Shah, J.P., Thaker, H. (2023). "Nonmyofascial Trigger Points: A Comprehensive Review." Journal of Pain Research. 16: 107-119.

46. Klein, M.J., et al. (2021). "Non-myo-fascial Trigger Points: An Underrecognized Cause of Pain." Journal of Bodywork and Movement Therapies. 25(4): 767-773.

47. Álvarez, D. J., Rockwell, P. G. (2022). "Understanding Non-Myo-Fascial Pain: A Review of Trigger Points and Related Conditions." Pain Medicine. 23(8): 1433-1442.

48. Meyer, M.F., et al. (2022). "Exploring the Mechanisms Behind Dry Needling in Non-myo-fascial Pain: An Evidence-Based Approach." Clinical Rehabilitation. 36(6): 760-771.

49. Tashjian, R.Z., et al. (2021). "Clinical Approaches to Nonmyofascial Trigger Points." Pain Physician. 24(2): 97-106.

50. Tough, E.A., White, A.R. (2022). "The Role of Dry Needling in Treating Non-Myo-fascial Pain." Current Pain and Headache Reports. 26(6): 455-462.

51. Dommerholt, J., Mayoral, O., Gröbli, C. (2006). Trigger point dry needling. journal of manual and manipulative therapy. 14(4): 70-87.

52. Chys, M., De Meulemeester, K., Murillo, C., De Greef, I. (2023). Clinical effectiveness of dry needling in patients with musculoskeletal pain—An Umbrella Review. Journal of Clinical Medicine. 12(3): 1205.

53. Mayoral, O., Salvat, I. (2021). Fisioterapia invasiva del síndrome de dolor miofascial: Manual de punción seca de puntos gatillo. ISBN: 978-8491103950.

54. Dommerholt, J., Fernández, C. (2013). Trigger Point Dry Needling: An Evidence and Clinical-Based Approach. Churchill Livingstone.

55. Kietrys, D.M., Palombaro, K.M., Azzaretto, E., Hubler, R., Schaller, B., Schlussel, J.M., et al. (2013). Effectiveness of dry needling for upper-quarter myofascial pain: A systematic review and meta-analysis. The Journal of Orthopaedic and Sports Physi-cal Therapy. 43(9): 620-34.

56. Boyles, R., Fowler, R., Ramsey, D., Burrows, E. (2015). Effectiveness of trigger point dry needling for multiple body regions: A systematic review. The Journal of Manual adn Manipulative Therapy. 23(5): 276-93.

57. Valera, F., Minaya, F. (2016). "Efectos de la punción seca en puntos gatillo miofasciales del músculo pectoral mayor en sujetos con dolor miofascial." Fisioterapia. 38(1): 24-32.

58. Cagnie, B., Dewitte, V., Barbe, T., Timmermans, F., Delrue, N., Meeus, M. (2013). "The Use of Dry Needling in the Management of Myofascial Trigger Points: A Pilot Study." Journal of Bodywork and Movement Therapies. 17(4): 424-429.

59. Fernández, C., Dommerholt, J. (2014). "Dry Needling of the Pectoralis Major Muscle in Patients with Shoulder Pain: A Randomized Controlled Trial." Journal of Manual & Manipulative Therapy. 22(3): 155-162.

60. Calvo, C., et al. (2017). "Comparison of the Acute Effects of Dry Needling of Active Myofascial Trigger Points in the Pectoralis Major and Infraspinatus Muscles in Patients with Shoulder Pain." Journal of Manipulative and Physiological Therapeutics. 40(9): 616-623.

61. Simons, D. G. (2004). "Review of Effects of Dry Needling on Myofascial Trigger Points in the Upper Quarter Including the Pectoralis Major Muscle." Journal of Musculoskeletal Pain. 12(3-4): 123-134.

62. Perez, S., Olivan, B., Magallon, R., De la Torre, M., Gaspar, E., Romo, L., et al. (2010). Percutaneous electrical nerve stimulation versus dry needling: effectiveness in the treatment of chronic low back pain. J Musculoskelet Pain. 18(1): 23-30.

63. Furlan, A.D., Van Tulder, M., Cherkin, D., Tsukayama, H., Lao, L., Koas, B., et al. (2005). Acupuncture and dry-needling for low back pain: an updated systematic review within the framework of the cochrane collaboration. Spine. 30(8): 944-63.

64. Athanasakis, P., Nikodelis, T., Panoutsakopoulos, V, Mylonas, V. (2024). Acute effect of dry needling on trunk kinematics and balance of patients with non-specific low back pain.

65. Hu, H.T., Gao, H., Ma, R.J., Zhao, X.F., Tian, H.F., Li, L. (2018). Is dry needling effective for low back pain?: a systematic review and meta-analysis according to PRISMA. Medicine. 97: e11225.

66. Fernández, C., Dommerholt, J. (2014). Dry Needling of the Thoracic Multifidi Muscles in Patients with Chronic Thoracic Spine Pain: A Case Series. Journal of Bodywork and Movement Therapies. 18(1): 145-151.

67. Boyle, K.L., Olinick, J., Lewis, C. (2010). The Value of Blending Dry Needling with Chiropractic Spinal Manipulation for Patients with Chronic Thoracic Spine Pain. Journal of Chiropractic Medicine. 9(2): 79-86.

68. Liu, L., Huang, Q.M., Liu, Q.G., Thitham, N., Li, L.H., Ma, Y.T., Zhao, J.M. (2018). Evidence for dry needling in the treatment of myofascial trigger points associated with low back pain: a systematic review and meta-analysis. 99(1):144-152.e2.

69. Khan, I., Ahmad, A., Ahmed, A., Sadiq, S., Asim, H.M. (2021). Effects of dry needling on myofascial trigger points of the lower extremities. J. Pak. Med. Assoc. 71: 2596-2603.

70. Morihisa, R., Eskew, J., McNamara, A., Young, J. (2016). Dry needling in subjects with lower quarter muscle trigger points: a systematic review. Int. J. Sports Phys. Ther. 11 :1–14.

71. Meleger, A.L., Krivickas, L.S. (2007). Neck and back pain: musculoskeletal disorders. Neurol. Clin. 25: 419-438.

72. García, M., Peña, S., Martín, M. (2021). Efectividad de la punción seca en puntos gatillo miofasciales en deportistas: revisión sistemática. Revista Andaluza de Medicina del Deporte. 14(2): 66-74.

73. Dommerholt, J., Huijbregts, P. (2010). Myofascial Trigger Points: Pathophysiology and Evidence-Informed Diagnosis and Management. Jones & Bartlett Learning. ISBN: 978-0763779740.

74. Huguenin, L., Brukner, P.D., McCrory, P., Smith, P., Wajswelner, H., Bennell, K. (2005). Effect of dry needling of gluteal muscles on straight leg raise: a randomised, placebo controlled, double blind trial. Br J Sports Med. 39: 84-90.

75. Onik, G., Kasprzyk, T., Knapik, K., Wieczorek, K. (2020). Myofascial Trigger Points Therapy Modifies Thermal Map of Gluteal Región. BioMed Research International. 24.

76. Zarei, H., Bervis, S., Piroozi, S., Motealleh, A. (2019). Added value of gluteus medius and quadratus lumborum dry needling in improving knee pain and function in female athletes with patellofemoral pain: a randomized clinical trial. Archives of Physical Medicine and Rehabilitation. 101.

77. Reina, F., Dommerholt, J., Fernández, C. (2017). Myofascial Trigger Points, Pain, and Dry Needling in the Iliotibial Band Syndrome. Pain Medicine. 18(3): 550-555.

78. Rodríguez, J., González, B., De la casa, M., Salín, L., Martín, P. (2016). Eficacia de la punción seca y otras técnicas invasivas en el síndrome del piriforme. Revista Internacional de Investigación en Ciencias del Deporte. 12(3): 131-145.

79. Boyajian, L.A., McClain, R.L., Coleman, M.K., Thomas, P.P. (2008). Diagnosis and management of piriformis syndrome: An osteopathic approach. Journal of the American Osteopathic Association. 108(11): 657-664.

80. Mayoral, O., Salvat, I., Hernández, P. (2013). Eficacia de la punción seca profunda en puntos gatillo miofasciales del músculo recto abdominal en pacientes con dolor crónico lumbar. Revista Internacional de Investigación en Ciencias del Deporte. 9(32): 297-306.

81. Tesch, P. A., & Lindberg, F. (2014). Effects of dry needling on muscle activation and pain in the rectus abdominis muscle during exercise. International Journal of Sports Physical Therapy. 9(6): 803-809.

82. Dommerholt, J. (2010). Dry needling of the obliquus internus and obliquus externus abdominis muscles. Journal of Bodywork and Movement Therapies, 14(4): 394-398.

83. Ríos Bautista, A., & Domínguez Molina, S. (2012). Punción seca profunda en el tratamiento del síndrome miofascial abdominal. Fisioterapia. 34(5): 236-244.

84. Mayoral, O., Salvat, I., Martín, M.T., Martín, A.M., Calvo, M. (2012). Eficacia de la punción seca profunda en los puntos gatillo miofasciales del músculo sartorio en pacientes con dolor crónico. Revista de Fisioterapia. 35(2): 120-125.

85. Zarrin, M., Nakhosin, N., Naghdi, S., Hasson, S., Forogh, B., Rezaee, M. (2023). Dry Needling for Arthrogenic Muscle Inhibition of Quadriceps Femoris in Patients after Reconstruction of Anterior Cruciate Ligament: a Protocol for a Randomized Controlled Trial. Journal of Acupuncture and Meridian Studies. 16: 193-202.

86.Velázquez, J., Ruíz, B., Rodriguez, D., Romero, C., López, D., Calvo, C. (2020). Efficacy of quadriceps vastus medialis dry needling in a rehabilitation protocol after surgical reconstruction of complete anterior cruciate ligament rupture.

87.Alaei, P., Nakhosin, N., Naghdi, S., Fakhari, Z., Komesh, S., Dommerholt, J. (2020). Dry Needling for Hamstring Flexibility: A Single-Blind Randomized Controlled Trial. Journal of Sport Rehabilitation. 30(3).

88.Nakhosin, N., Alaei, P., Naghdi, S., Fakhari, Z., Komesh, S., Dommerholt, J. (2018). Immediate Effects of Dry Needling as a Novel Strategy for Hamstring Flexibility: A Single Blinded Clinical Pilot Study. Journal of Sport Rehabilitation. 29: 1-23.

89.Kumagai, M., Sato, M., Akazawa, K. (2016). Effects of dry needling on myofascial pain syndrome in the pectineus muscle: A case report. Journal of Bodywork and Movement Therapies. 20(2): 348-352.

90.König, L., Mense, S. (2014). The effect of dry needling on pain and muscle stiffness in the adductor longus muscle: A case study. Journal of Bodywork and Movement Therapies. 18(1): 124-130.

91.López, M., Gallo, F. (2017). Eficacia de la punción seca en los aductores en pacientes con dolor inguinal. Fisioterapia. 39(1): 23-29.

92.Cecchini, M., González, A. (2016). The effect of dry needling on myofascial pain syndrome in the adductor muscles: A randomized controlled trial. Pain Medicine. 17(12): 2284-2291.

93.Rahou, Y., Navarro, M.J., Gómez, G.F., Cleland, J.A., López, I., Fernández, C., Ortega, R., Plaza, G. (2020). Efectos de la punción seca en puntos gatillo para el tratamiento de los síndromes de dolor de rodilla: una revisión sistemática y un metanálisis. J.Clin. Medicina. 9.

94.– Ughreja, R.A., Prem, V. (2021). Eficacia de las técnicas de punción seca en pacientes con osteoartritis de rodilla: una revisión sistemática y un metanálisis. J. Bodyw. Mov. Ther. 27: 328-338.

95.– Mayoral, O., Salvat, I., Martin, M., Martin, S., Santiago, J., Cotarelo, J., et al. (2013). Efficacy of myofascial trigger point dry needling in the prevention of pain after total knee arthroplasty: a randomized, double-blinded, placebo-controlled trial. Evid Based Complement Alternat Med.

96.– James, S.L., Ali, K., Pocock, C., Robertson, C., Walter, J., Bell, J., et al. (2007). Ultrasound guided dry needling and autologous blood injection for patellar tendinosis. British Journal of Sports Medicine. 41(8):518-21

97.- Velázquez, J., Sánchez, Z., Campón, A., Chekroun, A., Baraja, L. (2022). Comparative Study of the Efficacy of Hyaluronic Acid, Dry Needling and Combined Treatment in Patellar Osteoarthritis Single Blind Randomized Clinical Trial. International Journal of Environmental Research and Public Health (IJERPH). 19(7).

98. Reza, M., Kordi, A., Rahimi, M., Abdollahian, N. (2021). Myofascial Pain and Treatment Dry needling trigger points around knee and hip joints improves function in patients with mild to moderate knee osteoarthritis. Journal of Bodywork and Movement Therapies. 27: 597-604.

99. Espejo, L., Gacimartín, A., Pérez, M.R., Cardero, M.A., De la cruz, B., Albornoz, M. (2014). Efectos sobre la tensión neural adversa medida mediante test de Slump tras punción seca de punto gatillo miofascial del músculo gastrocnemio. Fisioterapia. 36(3): 127-134.

100. Lucena, D., Luque, C., Valencia, J., García, C. (2022). Effectiveness of Dry Needling of Myofascial Trigger Points in the Triceps Surae Muscles: Systematic Review. Healthcare. 10(10): 1862.

101. Mullins, J., Nitz, A., Hoch, M. (2019). Dry needling equilibration theory: A mechanistic explanation for enhancing sensorimotor function in individuals with chronic ankle instability. Physiotherapy Theory and Practice. 37: 1-10.

102. Salemi, P., Hosseini, M., Daryabor, A., Fereydounnia, S., Smith, J. (2024). Trigger Point Dry Needling to Reduce Pain and Improve Function and Postural Control in People With Ankle Sprain: A Systematic Review and Meta-Analysis. Journal of Chiropractic Medicine.

103. Singh, A., Wadhwani, N., Sharma, M. (2024). Short-term effectiveness of dry needling on pain and ankle range of motion in athletes with medial tibial stress syndrome- a randomized control trial. The Journal of manual and manipulative therapy. 1-7.

104. Mullins, J., Hoch, M., Kosik, K., Heebner, N., Gribble, P., Westgate, P., Nitz, A. (2020). Effect of Dry Needling on Spinal Reflex Excitability and Postural Control in Individuals With Chronic Ankle Instability. Journal of Manipulative and Physiological Therapeutics. 44.

105. He, C., Ma, H. (2017). Eficacia de la punción seca en puntos gatillo para el dolor plantar del talón: un metaanálisis de siete ensayos controlados aleatorizados. J. Pain Res. 10 :1933-1942.

106. Llurda, L., Labata, N., Meca, T., Navarro, M.J, Cleland, J.A., Fernandez, C., Perez, A. (2021). ¿Es eficaz la punción seca para el tratamiento del

dolor de talón plantar o la fascitis plantar? Una revisión sistemática y un metaanálisis actualizado. Pain Med. 22 :1630-1641.

107. Cotchett, M.P., Munteanu, S.E., Landorf, K.B. (2014). Effectiveness of trigger point dry needling for plantar heel pain: a randomized controlled trial. Phys Ther. 94: 1083-94.

108. Eftekhar, B, Babaei, A, Zeinolabedinzadeh, V. (2012). Evaluation of dry needling in patients with chronic heel pain due to plantar fasciitis. Foot (Edinb). 1–5.

109. Salehi, S., Shadmehr, A., Olyaei, G., Bashardoust, S. (2019). Effectiveness of dry Needling for the management of plantar fascitis: A review Study. Journal of modern rehabilitation. 13(1).

110. Behnam, A., Mahyar, S., Ezzati, K., Rad, S.M. (2014). The use of dry needling and myofascial meridians in a case of plantar fas-ciitis. Journal of Chiropractic Medicine. 13(1): 43-8.

111. El Mallah, R., Elattar, E.A., Zidan, H.F. (2017). Platelet-rich plasma versus dry needling of myofascial meridian trigger points in the treatment of plantar fasciitis. Egyptian Rheumatology and Re-habilitation.44(2): 58.

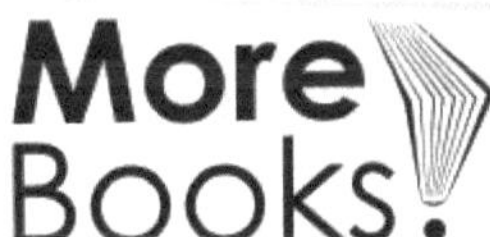
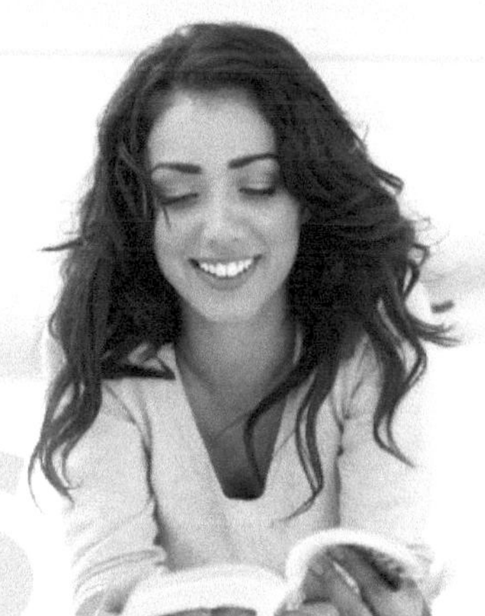

I want morebooks!

Buy your books fast and straightforward online - at one of world's fastest growing online book stores! Environmentally sound due to Print-on-Demand technologies.

Buy your books online at
www.morebooks.shop

¡Compre sus libros rápido y directo en internet, en una de las librerías en línea con mayor crecimiento en el mundo! Producción que protege el medio ambiente a través de las tecnologías de impresión bajo demanda.

Compre sus libros online en
www.morebooks.shop

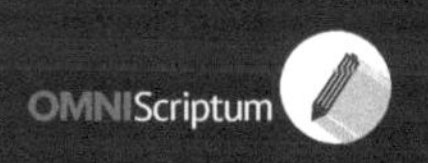

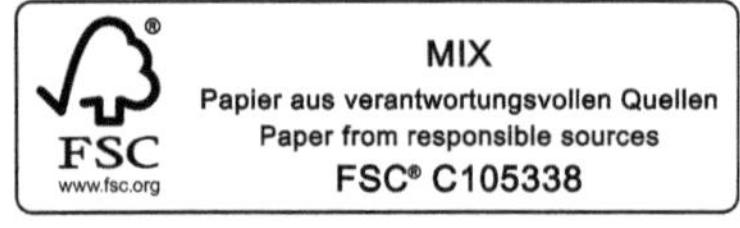

Printed by Books on Demand GmbH, Norderstedt / Germany